珍藏版

黄帝内经

赵文博 主编

陆

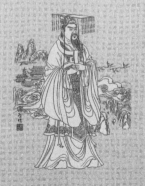

辽海出版社

目　录

《黄帝内经》医术临证切要

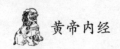
《黄帝内经》医理百家类证系方

论疾诊尺第七十四

【题解】

论疾，指判断疾病的部位和性质；诊尺，即诊察尺肤。本篇主要介绍了诊尺肤的方法及其在诊断上的重要意义，并论述了各种疾病的成因、症状，故篇名为"论疾诊尺"。

【原文】

黄帝问于岐伯曰：余欲无视色持脉，独调其尺以言其病，从外知内，为之奈何？岐伯曰：审其尺之缓急、小大、滑涩，肉之坚脆，而病形定矣。

视人之目窠上微痈，如新卧起状，其颈脉动，时咳，按其手足上，窅而不起者，风水肤胀也。尺肤滑，其淖泽者，风也；尺肉弱者，解㑊①，安卧脱肉者，寒热不治；尺肤滑而泽脂者，风也；尺肤涩者，风痹也；尺肤粗如枯鱼之鳞者，水泆饮也②；尺肤热盛，脉盛躁者，病温也，其脉盛而滑者，病且出也；尺肤寒，其脉小者，泄、少气；尺肤炬然先热后寒者，寒热也；尺肤先寒，久持之而热者，亦寒热也。

肘所独热者，腰以上热；手所独热者，腰以下热；肘前独热者，膺前热；肘后独热者，肩背热；臂中独热者，

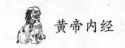

腰腹热；肘后粗以下三四寸热者，肠中有虫；掌中热者，腹中热；掌中寒者，腹中寒；鱼上白肉有青血脉者，胃中有寒，尺炬然热，人迎大者，当夺血；尺坚大，脉小甚，少气，悗有加，立死。

目赤色者病在心，白在肺，青在肝，黄在脾，黑在肾。黄色不可名者，病在胸中。

诊目病，赤脉从上下者，太阳病；从下上者，阳明病；从外走内者，少阳病。

诊寒热，赤脉上下至瞳子，见一脉一岁死；见一脉半，一岁半死；见二脉，二岁死；见二脉半，二岁半死；见三脉，三岁死。

诊龋齿痛，按其阳之来，有过者独热，在左左热，在右右热，在下下热。

诊血脉者，多赤多热，多青多痛，多黑为久痹，多赤、多黑、多青皆见者，寒热身痛。面色微黄，齿垢黄，爪甲上黄，黄疸也。安卧，小便黄赤，脉小而涩者，不嗜食。

人病，其寸口之脉与人迎之脉小大等，及其浮沉等者，病难已也。女子手少阴脉动甚者，妊子。婴儿病，其头毛皆逆上者，必死。耳间青脉起者，掣痛。大便赤瓣③，飧泄，脉小者，手足寒，难已；飧泄，脉小，手足温，泄易已。

四时之变，寒暑之胜，重阴必阳，重阳必阴。故阴主寒，阳主热。故寒甚则热，热甚则寒。故曰寒生热，热生寒。此阴阳之变也。故曰：冬伤于寒，春生瘅热；春伤于风，夏生后泄肠澼；夏伤于暑，秋生痎疟；秋伤于湿，冬生咳嗽。是谓四时之序也。

【注释】

①解㑊：指身体困倦，四肢懈怠无力的样子。

②水泆饮：泆，意同溢，水泆即水溢肌肤的意思。水泆饮，即水溢肌肤的溢饮证。

③大便赤瓣：是形容排出物如瓣状，属于消化不良的泄泻。《甲乙》卷十二第十一"赤"作"青"。丹波元简："赤，作青为是。盖小儿有便青乳瓣完出者，即青瓣也。此虚寒之候，故手足寒难已。"

【语译】

黄帝问岐伯说：我想不用望色、切脉的方法，而单独采用诊察尺肤的方法，来诊断疾病，从外部的表现测知体内的病变，应该怎样进行呢？岐伯说：诊察尺肤的弛缓或紧急、瘦削或高起、滑润或涩滞，以及肌肉的坚实或脆弱，就可以诊断是什么疾病了。

观察到病人眼睑有轻微浮肿，好象刚刚睡醒的样子，颈部人迎脉的搏动较明显，时时咳嗽，用手按压患者手足，被按处凹陷不起的，这属于风水肤胀的证候；尺部皮

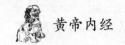

肤光滑润泽的，是风病；尺部肌肉消瘦、脆弱的，是身体困倦，四肢懈怠的"懈惰"病，如果嗜睡，肌肉脱失，时发寒热的，不易治疗；尺肤滑润如膏脂的，是风病；尺肤涩滞不滑的，为风痹病；尺肤粗糙如同干枯鱼鳞的，是水饮不化的"泆饮病"；尺肤灼热，脉盛大而躁动的，是温病；若脉显盛大而滑利的，是病邪将随汗而出之象；尺肤寒冷而脉小的，是泄泻与气虚的表现；尺肤热而灼手，先发热后恶寒的，属寒热病；尺肤先觉寒冷，久按之后感觉发热的，也是寒热病。

肘部皮肤单独发热，主腰以上有热；手腕部皮肤单独发热，主腰以下有热；肘前部单独发热的，主胸膺部有热；肘后部单独发热，丰肩背部有热；臂之中部单独发热的，主腰腹部有热；肘后廉以下三四寸的部位发热的，主肠中有虫；手掌发热的，主腹中有热；手掌发凉的，主腹中有寒；手鱼际白肉血脉发青的，主胃中有寒；尺肤热而灼手，人迎脉大的，主热盛失血；尺肤坚实而脉象反而细小的，属形有余而正气衰少，若加有烦闷症状，会立即死亡。

双目呈现赤色的，为病在心，白色为病在肺，青色为病在肝，黄色为病在脾，黑色为病在肾。呈现黄色而兼夹其它颜色而难以辨认的，为病在胸中。

诊察目睛疼痛的病人，如见目有赤色的络脉从上向下行的，属于太阳经的病；从下向上行的，属于阳明经的病；从目外眦向内行走的，属于少阳经的病。

诊察寒热病时，如果发现目睛有赤色络脉从上向下延伸到瞳子，见一条赤脉的，病一年即死；见一条半赤脉的，病一年半死；见两条赤脉的病两年死；见两条半赤脉的，病两年半死；见三条赤脉的，病三年死。

诊察龋齿疼痛时，应根据阳明经的循行部位来分析，

清乾隆年间佚名氏所绘

《凌门传授铜人指穴》中的

手太阴肺经之图

疼痛的部位与该处的阳明经单独有热相关，左侧牙痛，是左侧阳明经单独有热；右侧牙痛，为右侧阳明经有热；上边牙痛，是足阳明经有热，下边牙痛，为手阳经有热。

诊察病人血脉时，若皮肤有较多赤色脉络的大多属热证，多青色的大多属痛证，多黑色的大多属久痹，若赤、黑、青色兼见而多的，为寒热相兼，身体疼痛的病证。面色微黄，齿垢色黄，爪甲均呈黄色的，属于黄疸病，病人倦怠嗜卧，小便黄赤，脉象小而兼涩，不欲饮食。

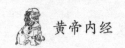
　　患病时寸口脉与人迎脉大小相等，浮沉也一致的，该病难以治愈。女子手少阴心脉搏动明显而滑利的，主妊娠。婴儿生病后，头发向上竖起蓬乱不顺的，必定死亡。若耳部络脉色青而隆起的，主筋脉抽掣作痛。大便青绿色有乳瓣，泄下完谷不化，脉象细小，手足寒冷的，难以治愈；若泄泻完谷不化，脉象细小而手足温暖，则容易治愈。

　　四时气候的变化，寒暑往来的更胜变换，其规律是阴盛到极点则转变为阳，阳盛到极点则转变为阴。阴性主寒，阳性主热，所以寒到极点就会变热，热到极点就会变寒。因此说，寒能生热，热能生寒，这是阴阳的消长变化所造成的，所以，冬季被寒邪所伤，到春天就容易得温热病；春天被风邪所伤，到夏天就会发生泄泻、痢疾；夏天被暑邪所伤，到秋天就容易发生疟疾；秋天被湿邪所伤，到冬天就会发生咳嗽病。这就是按四时顺序而发生的各种疾病。

刺节真邪第七十五

【题解】

　　刺节，指刺法理论中的针刺五节，即振埃、发蒙、去爪、彻衣、解惑；真，指真气而言；邪，指邪气，也就是四时不正之气。本篇讨论了刺节、五邪、解结推引和真邪四个问题，作者只取前后两个内容作为篇名，故篇名为"刺节真邪"。

【原文】

黄帝问于岐伯曰：余闻刺有五节，奈何？岐伯曰：固有五节：一曰振埃，二曰发蒙，三曰去爪，四曰彻衣，五曰解惑①。黄帝曰：夫子言五节，余未知其意。岐伯曰：振埃者，刺外经②，去阳病也；发蒙者，刺腑输，去腑病也；去爪者；刺关节之支络也；彻衣者，尽刺诸阳之奇输也；解惑者，尽知调阴阳，补泻有余不足，相倾移③也。

【注释】

①一曰振埃，二曰发蒙，三曰去爪，四曰彻衣，五曰解惑：指刺"五节"的针法。埃，微尘。振埃，即振落尘埃。蒙，目不明，发蒙，即开发蒙瞆的意思。爪者，指甲之谓，去爪，就是脱去余爪。彻衣，即脱去衣服。解惑，解除迷惑的意思。这是用形象的比喻，说明这五种刺法的功效。

②外经：指行于四肢及浅表部位的经脉。《太素》卷二十二五节刺注："外经者，十二经脉入腑脏者，以为内经，行于四肢及皮肤者，以为外经也。"

③相倾移：谓相互反复变化。"倾"可释为"反复"。《淮南子》原道训："持盈而不倾。"高注："倾，覆也。"

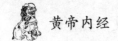

《诗》小雅，雨无正："覆出为恶。"传："覆，反也。"
"移"可释为"变化"。《文选》洛神赋："于是精移神
骇。"善注："移，变也。"阴阳补泻不可拘执，故谓相互
反复变化。

【语译】

黄帝向岐伯问道：我听说刺法有五节的名称，具体内
容是怎样的呢？岐伯说：刺法的确有五节，一叫振埃，二
叫发蒙，三叫去爪，四叫彻衣，五叫解惑。黄帝说：先生
说到的五节针法，我还不知道它的意义是什么。岐伯说：
振埃的针法是刺外经，治疗阳病。发蒙的针法，是针六腑
的俞穴，治疗腑病。去爪的针法，是刺关节支络。彻衣的
针法，是遍刺六腑之别络。解惑的针法是知道阴阳的变
化，据之以补不足，泻有余，使其相互发生变化，以平为
期，达到愈病的目的。

【原文】

黄帝曰：刺节言振埃，夫子乃言刺外经，去阳病，余
不知其所谓也。愿卒闻之。岐伯曰：振埃者，阳气大逆，
上满于胸中，愤瞋肩息①，大气逆上，喘喝坐伏，病恶埃
烟，饲不得息②，请言振埃，尚疾于振埃。黄帝曰：善。
取之何如？岐伯曰：取之天容。黄帝曰：其咳上气，穷
诎③胸痛者，取之奈何？岐伯曰：取之廉泉。黄帝曰：取
之有数乎？岐伯曰：取天容者，无过一里④，取廉泉者，

血变⑤而止。帝曰：善哉。

【注释】

①愤䐜肩息：是形容胸部气满发胀，耸肩而呼吸的样子。马莳："气愤而胀，竦肩而息。"

②饲（yē 噎）不得息：饲，古噎字，形容咽部象被异物堵塞而不得呼吸。

⑧穷诎（qū 屈）：形容气机不得伸展，语言难出。

④无过一里：里，寸的意思。无过一里，就是不要超过一寸的意思。《太素》卷二十二五节刺注："一里，一寸也。故《明堂》刺天容入一寸也。"刘衡如说："又穴位在天府下五寸，名曰五里，在膝下三寸，名曰三里，皆可为里字训寸之明证。明清注家以'如人行一里许'为释，值得商榷。"

⑤血变：血络疏通的意思。

【语译】

黄帝说：刺节中的振埃，先生说的是刺外经治阳病，我仍不明白其中的道理是什么，请详尽地告诉我。岐伯说振埃的针法，对于阳气逆上，充满于胸中，胸部胀满，呼吸摇肩，或胸中大气上逆而致气喘呵呵出声，或坐或伏不能平卧，害怕尘埃和烟薰，咽部噎塞，呼吸不畅，治疗这一类的病，疗效很快，比刚才讲的振落尘埃还要快得多。黄帝说：你讲的很好。取什么穴呢？岐伯说：取天容穴。

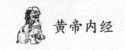

黄帝说：若其人咳嗽气逆，气机不申，语言难出而胸痛的，取什么穴呢？岐伯说：取廉泉穴。黄帝说：取穴时针刺深浅有一定的度数吗？岐伯说：取天容穴时，针刺不要超过一寸，取廉泉穴时，血络疏通了就止针。黄帝说：讲的好。

【原文】

黄帝曰：刺节言发蒙，余不得其意。夫发蒙者，耳无所闻，目无所见，夫子乃言刺府输，去府病，何输使然，愿闻其故。岐伯曰：妙乎哉问也。此刺之大约，针之极也，神明之类也，口说书卷，犹不能及也，请言发蒙耳，尚疾于发蒙也。黄帝曰：善。愿卒闻之。岐伯曰：刺此者，必于日中，刺其听宫，中其眸子①，声闻于耳，此其输也。黄帝曰：善。何谓声闻于耳？岐伯曰：刺邪以手坚按其两鼻窍而疾偃②，其声必应于针也。黄帝说：善。此所谓弗见为之，而无目视，见而取之，神明相得者也。

【注释】

①中其眸子：眸子，即目中瞳子。中其眸子，形容针刺的效应可以及于瞳子。这是因为听宫穴与眸子有经脉相通的缘故。《太素》卷二十二五节刺注："手太阳脉支者至目兑眦，却入耳中；手足少阳脉支者，从耳后，入耳中，出走耳前，至目兑眦。故此三脉，皆会耳目听宫，俱连目中瞳子。"

②刺邪以手坚按其两鼻窍，而疾偃：偃，这里可作闭口怒腹解。这是说在针听宫时，用手紧捏住两鼻孔，然后闭口、怒腹、鼓气，使气上走于耳目，以达到治疗耳目疾患的目的。

【语译】

黄帝说：刺节中所讲的发蒙针法，我还没弄懂其意义是什么。本来发蒙的针法，是治疗耳朵听不见、眼睛看不见的病变的，先生却说针刺府腧，去府病，那个腧穴能治好这耳目病呢，我愿听你讲一讲其中的道理。岐伯说：你问的太好了。这是针刺中最妙的地方，也是针法中登峰造极的技术，必须心领神会，口里说的和书本上记载的，还不能把它形容出来。我所说的发蒙，是奏效的迅捷，要比开发蒙瞆还快得多。黄帝说：好。希望你把这方面的内容全部都告诉给我。岐伯说：针刺这种病，必须在中午的时候，刺听宫穴，使针刺感应达到瞳子，并使其针气的声响传到耳中，这就是府输的作用，也就是刺其输的意思。黄帝说：好。什么叫声闻于耳呢？岐伯说：就是在针刺听宫时，用手紧捏住两鼻孔，然后闭住口，怒腹鼓气，使气上走于耳目，耳内就会在针刺的同时相应地出现声响。黄帝说：好。这真是在无形之中，使针刺感应加以传导，不必用眼睛看，就能收到明显效果，实在是得心应手、出神入化了。

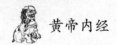

【原文】

黄帝曰：刺节言去爪，夫子乃言刺关节支络，愿卒闻之。岐伯曰：腰脊者，身之大关节也；肢胫者，人之管以趋翔也①，茎垂者，身中之机，阴精之候，津液之道也。故饮食不节，喜怒不时，津液内溢，乃不留于睾，水道不通，日大不休，俯仰不便，趋翔不能。此病荥然有水，不上不下②，铍石所取，形不可匿，常不得蔽，故命曰去爪，帝曰：善。

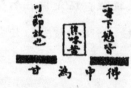

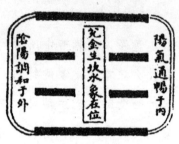

节气图，选自
宋代佚名辑《周易图》

【注释】

①肢胫者，人之管以趋翔也：管，张介宾释为"键"；亦可解作"枢要"，见丹波元简引《荀子》儒效篇注。趋翔，形容走路时人的肢胫活动有如鸟羽之飞翔。《大戴礼》曾子事父母："趋翔周旋。"王聘珍《解诂》："趋，走也。"孔广森补注："行而张拱曰翔。"说明肢胫为人体行走、活动的主要器官和支柱。

②荥然有水，不上不下：荥然，是水聚的样子。由于水蓄在内，致使上焦不通，下焦不泄。《太素》卷二十二五节刺注："荥然，水聚也。不上者，上气不通。不下者，小便及气不下泄也。"

【语译】

黄帝说：刺节所说的去爪的针法，先生说是刺关节支络，我愿意听你详尽地说明其道理。岐伯说：腰脊是人体内最大的关节，肢和胫是人体活动、行走的枢要所在。茎垂是宗筋所聚，为身中之枢机，精由此泄，溺由此出，故为阴精、津液的通道。若饮食不知节慎，喜怒七情过度，影响津液不能正常运行而内溢，聚于睾丸，水道不通，阴囊日渐张大，会使人体俯仰、行动都受到限制。这种病是由于有水蓄积在内，使上下水道不能通调。应取用铍针放去其水，以治疗这种外形显露、裙裳也不能遮蔽的阴囊水肿病，就等于是修剪掉多余的指甲一样，所以叫去爪。黄帝说：你讲得很好。

【原文】

黄帝曰：刺节言彻衣，夫子乃言尽刺诸阳之奇输，未有常处也。愿卒闻之。岐伯曰：是阳气有余，而阴气不足。阴气不足则内热，阳气有余则外热，两热相抟，热于怀炭，外畏绵帛近，不可近身，又不可近席。腠理闭塞，则汗不出，舌焦唇槁腊干①嗌燥。饮食不让美恶。黄帝曰：

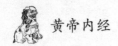

善。取之奈何？岐伯曰：取之于其天府、大杼三痏，又刺中膂，以去其热，补足手太阴，以去其汗，热去汗稀，疾于彻衣。黄帝曰：善。

【注释】

①腊干：腊，盐渍鱼肉称为腊，腊干在此指肌肉干枯。

【语译】

黄帝说：刺节中所说的彻衣的针法，先生说遍刺诸阳经之奇穴，没有固定的部位，请你详尽地讲给我听。岐伯说：这种刺法是用于阳气有余，而阴气不足的病。阴气不足会产生内热，阳气有余会发生外热，两热相抟结，则热甚有如怀抱炭火一样，由于热势炽盛，连衣被等绵帛之物都怕接触，更不敢叫人靠近其身体，甚至连座席也因怕热而不敢挨近。由于腠理闭塞，不得出汗，热邪不能外散，以至舌焦，唇橘腊，咽干燥，急欲饮水，并不计较饮食的好坏。黄帝说：好。怎样治疗呢？岐伯说：针天府穴、大杼穴各三次，再刺中膂俞用以泻热，然后补手、足太阴经，使其出汗，待热退汗液减少时，病就全愈了。其奏效之捷，比彻掉衣服都快。黄帝说：讲的好。

【原文】

黄帝曰：刺节言解惑，夫子乃言尽知调阴阳，补泻有余不足，相倾移也，惑何以解之？岐伯曰：大风^①在身，血脉偏虚，虚者不足，实者有余，轻重不得，倾侧宛伏^②，不知东西，不知南北，乍上乍下，乍反乍复，颠倒无常^③，甚于迷惑。黄帝曰：善。取之奈何？岐伯曰：泻其有余，补其不足，阴阳平复。用针若此，疾于解惑。黄帝曰：善。请藏之灵兰之室，不敢妄出也。

【注释】

①大风：指中风偏枯一类的疾病。《太素》卷二十二五节刺注："风，谓是痱风等病也。"

②倾侧宛伏：倾斜反侧，宛转俯伏。这里泛指身体左右前后的各种运动。

③颠倒无常：颠倒，起止。颠倒无常意指起止不定。

【语译】

刺节中所说的解惑的针法，先生说要全部知道调整阴阳和运用补泻的道理，使之虚实相互移易变化，怎样才能做到解除其迷惑呢？岐伯说：人得了中风偏枯一类的病后，血气必有偏虚之处，虚者是指正气不足，实者是指邪气有余，这样身体就感到左右轻重不相称，身体不能倾斜反侧，也不能宛转俯伏，甚者可致神志昏乱，意识模糊，不能辨别东西南北，症状的出现忽上忽下反复多变，颠倒无常，比一般神志迷惑的病还要严重。黄帝说：好。怎样治疗呢？岐伯说：泻其邪气的有余，补其正气的不足，使

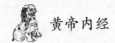

之达到阴阳平衡。这样用针，其奏效的迅速，就象突然解除迷惑一样的快捷。黄帝说：讲的好。我一定把这些理论知识著之于书，藏在灵兰之室，很好地保存起来，不敢轻易泄露出去。

【原文】

黄帝曰：余闻刺有五邪，何谓五邪？岐伯曰：病有持痈者，有容大①者，有狭小②者，有热者，有寒者，是谓五邪。黄帝曰：刺五邪奈何？岐伯曰：凡刺五邪之方，不过五章③，痹热消灭，肿聚散亡，寒痹益温，小者益阳，大者必去，请道其方。

【注释】

①容大：指邪气盛大。

②狭小：指邪气轻微。

③五章：章，条的意思。《周髀算经》下："十九岁为一章。"赵注："章，条也。"《类经》二十一卷第三十四注："五章，五条也。"

【语译】

黄帝说：我听说有刺五邪的方法，什么叫五邪呢？岐伯说：有痈邪，有盛大的邪气，有微弱的邪气，有热邪，有寒邪，合称五邪。黄帝说：五邪致病怎样刺治呢？岐伯说：一般刺治五邪的方法，不过五条，对痹热的病应消灭其痹热，肿聚不散的应当使其消散，寒痹病应助阳热以温血气，体虚邪微者，补益而使其强壮，邪盛有余的必须驱除其邪气。请允许我再将具体的针刺方法告诉你。

【原文】

凡刺痈邪，无迎陇①，易俗移性②，不得脓，诡道更行③，去其乡，不安处所乃散亡，诸阴阳过痈所者，取之其输泻之。

【注释】

①无迎陇："陇"与"隆"通，旺盛的意思。无迎陇，就是不可迎着痈邪的旺盛之势，而应避其锐气。马莳："陇、隆同。此承上文而言肿聚散亡之法也。凡刺痈邪，无迎其气之来隆，所谓避其来锐者是也。"

②易俗移性：这里指改变通常治法，耐心地从缓调治，以改移疾病性质。《太素》卷二十二五邪刺注："易其常行法度之俗，移其先有寒温之性。"马莳："如易风俗，如移性情相似，须缓以待之。"二注可合参。

③诡道更行：这里指另采用不同的方法进行治疗。《淮南予》说林："尺寸虽齐必有诡。"高注："诡，不同也"。

【语译】

一般刺痈邪的方法，不可迎着痈邪的锐势于痈处妄行

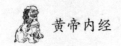

针刺或排脓，应耐心地进行调治，这样就会不待其化脓而治愈。若已化脓就需采用不同的方法进行治疗，根据脓之所在，刺除其脓，使其不能留聚，脓液排出，邪毒就自行消亡了。所以不论是阳经或阴经通过生痈处所的，都要取其本经之腧穴以泻之。

【原文】

凡刺大邪，曰以小，泄夺其有余，乃益虚。剽其通^①，针其邪，肌肉亲^②，视之毋有，反其真，刺诸阳分肉间^③。

【注释】

①剽其通：剽，砭刺的意思。剽其通，就是通过砭刺以去其邪气之阻滞，使正气运行的道路开通。

②肌肉亲：指邪气被祛除后，肌肉之间无邪气干扰阻滞的意思。《太素》卷二十二五邪刺注："亲，附也。以针干邪，使邪气得去，肌肉相附也。"

③刺诸阳分肉间：实大之邪多在三阳，故宜刺三阳经之分肉间。

【语译】

一般刺大邪，应用泄法，逐渐地泄去其有余之邪气，则邪气日趋虚衰。用砭刺使正气运行的道路开通，通过针刺祛除其邪气，因无邪气干扰，自然肌肉亲附致密，邪气泄去，真气就相应恢复了功能，盛大的实邪，多在三阳，故宜针刺诸阳经分肉间的穴位。

【原文】

凡刺小邪曰以大，补其不足，乃无害。视其所在迎之界①，远近尽至，其不得外，侵而行之，乃自费②，刺分肉间。

【注释】

①界：边际的意思。《太素》卷二十二五邪刺注："界，畔际也。"

②费：耗费的意思。《太素》一卷二十二五邪刺注："费，损也。"

【语译】

一般刺小邪致病的方法，必须使真气逐渐盛大，应用补法，补其正气的不足，邪气就不致为害了。同时审查邪气所在，当其尚水深入的时候，迎而夺之。这样远近的真气尽至，真气充足，外邪则难以内侵。但也不能补益太过，太过也会损伤正气。刺小邪之法，当取其有邪的分肉间的穴位。

【原文】

凡刺热邪，越而沧①，出游不归②，乃无病，为开通，辟门户，使邪得出，病乃己。凡刺寒邪曰以温，徐往疾出，致其神③，门户己闭，气不分，虚实得调，其气存也。

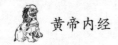
黄帝曰：官针奈何？岐伯曰：刺痈者用铍针；刺大者用锋针；刺小者用员利针；刺热者用镵针；刺寒者用毫针也。

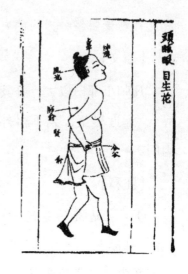

明万历刊本《杨敬斋针灸全书》针灸方图中的头眩眼目生花取穴图

【注释】

①越而沧：越，作发越解；沧，作寒凉解。越而沧，就是针刺热邪，把邪气发越于外，使身体由热转凉的意思。

②出游不归：形容病邪被排出后，不再归回作祟，也就是热退之后，不再发热的意思。《类经》二十一卷第三十四注："出游，行散也；归，还也，凡刺邪热者，贵于速散，散而不复，乃无病矣。"

③致其神：指用徐进疾出的补法，导致神气恢复旺盛，达到行血散寒的目的。

【语译】

凡刺热邪，应把邪气发越于外，使其散出不再回返，身体不发热，即属无病了。所以在针刺时应当为邪气疏通道路，开辟门户，使邪热有外泄的出路，这样，病就可以痊愈。凡刺寒邪，应注意温养正气，用徐进疾出的补法，导致神气恢复正常，渐渐旺盛，从而达到行血散寒的目的，所以在出针后，要揉按针孔，使其闭合，正气才不致分散，虚实能得以调和，真气就密固内存了。黄帝说：刺五邪，应当用什么针比较合适呢？岐伯说：刺痈疡当用铍针；刺大邪当用锋针；刺小邪当用员利针；刺热邪当用镵针；刺寒邪当用毫针。

【原文】

请言解论，与天地相应，与四时相副，人参天地，故可为解。下有渐洳①，上生苇蒲，此所以知形气之多少也。阴阳者，寒暑也，热则滋雨而在上，根荄②少汁。人气在外，皮肤缓，腠理开，血气减，汗大泄，肉淖泽。寒则地冻水冰，人气在中，皮肤致，腠理闭，汗不出，血气强，肉坚涩。当是之时，善行水者，不能往冰；善穿地者，不能凿冻。善用针者，亦不能取四厥。血脉凝结，坚搏不往来者，亦未可即柔。故行水者，必待天温冰释，冻解，而后水可行，地可穿也。人脉犹是也，治厥者，必先熨调和其经，掌与腋、肘与脚、项与脊以调之，火气已通，血脉乃行，然后视其病，脉淖泽者，刺而平之，坚紧者，破而散之，气下乃止，此所谓以解结者也。

【注释】

①渐洳（rú rù）：渐，湿的意思；洳，下湿之地。渐洳，指低湿的地方。

②荄荄：草根。

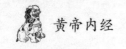

【语译】

让我谈谈解结的理论。人与自然界相适应，与四季的变化相符合，依据人与天地相参的道理，才可以谈到解结。比如下面有水湿的地方，上面才能生长蒲苇，根据这个道理，从人体外形的强弱，就可以测知气血的多少了。阴阳的变化，可以用寒暑的变化来说明，在炎热的时候，地面的水分被蒸腾而成云雨，草木根茎的水分就减少了。人体受了热气的熏蒸，阳气也浮而在外，所以皮肤弛缓、腠理开放，血气衰减，汗液大泄，肌肉滑利。在寒冷的时候，土地封冻，水寒结冰，人的阳气也收藏在内，所以皮肤致密，腠理闭合，汗不出，血气强，肌肉坚而涩滞。严寒之下，善于行舟的人不能在冰中往来；善于穿地的人，也凿不开冻土。善于用针的人，同样不能治疗四肢厥逆的病证。若血脉因寒而凝结，坚聚如冰冻，往来不流畅，也不能立即使它柔软。所以行水的人，必须等待气候转暖，冰冻开化才能在水上行舟；穿地的人，也必须等待大地解冻才能穿地。人体的血脉，必待阳气运行才可以用针，所以治疗厥逆病，必先用温熨的方法，以调和其经脉，在两掌、两腋、两肘、两脚以及项、脊等关节交会之处，施以熨灸，待温热之气通达各处，血脉也就恢复正常的运行。然后再观察病情，如脉气滑润流畅的，是卫气浮于体表，可采用针刺的方法使其平复；如脉象坚紧的，是邪气盛实之象，可用破坚、散结的针法，待厥逆之气下行就止针。象这样根据邪之所聚而将其刺去的治疗原则，就是所谓解结。

【原文】

用针之类，在于调气，气积于胃，以通营卫，各行其道。宗气留于海，其下者注于气街，其上者走于息道。故厥在于足，宗气不下，脉中之血，凝而留止，弗之火调，弗能取之。用针者，必先察其经络之实虚，切而循之，按而弹之，视其应动者，乃后取之而下之。六经调者，谓之不病，虽病，谓之自已也。一经上实下虚而不通者，此必有横络盛加于大经，令之不通，视而泻之，此所谓解结也。

【语译】

凡用针刺治病，主要在于调气。人受气于谷，谷气先积于胃中，化生的营气和卫气，各走自己循行的道路。宗气留积于胸中而为气之海，其下行的灌注于气街穴处；其上行的走向呼吸之道。所以，当足部发生厥逆时，宗气就不能自气街循足阳明经脉下行，脉中之血也随着凝滞而留止，所以，若不先用火灸温熨的方法通调气血，也就不适宜取穴进行针刺。用针治病，必须首先察看经络的虚实，用手循经切按，弹动经脉，看到应指而动的部位，然后取针刺入穴内。若手足六经经脉调和的，是无病的征象，就

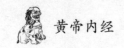

是有些轻微小病，也可以自愈。若任何一经出现上实下虚而不通的，这必定是横络的壅盛之气加之于正经所致。治疗时找出疾病所在而施行泻法，这也是所说的解结的方法。

【原文】

上寒下热，先刺其项太阳^①，久留之，已刺则熨项与肩胛，令热下合乃止，此所谓推而上之者也。上热下寒，视其虚脉而陷之于经络者取之，气下乃止，此所谓引而下之者也。

【注释】

①上寒下热，先刺其项太阳：所谓上下，是以腰为界限来划分的，腰至头为上，腰至足为下。《太素》卷二十五邪刺注："上寒，腰以上寒；下热，腰以下热。"项太阳，指循行于项间的足太阳膀胱经。上寒下势，先刺其项太阳，是指腰以上有寒，腰以下有热，治疗时先针刺足太阳经的大杼、天柱等穴。

【语译】

腰以上感觉寒冷，腰以下发热的，当先刺项间足太阳经的穴位，并作较长时间的留针。针刺以后，还要温熨项部及肩胛部，使热气上下相合，才可止针，这就是所谓推而上之的方法。若腰以上发热、腰以下发冷，并察看到在下部经络上陷下的虚脉，当用针刺，施以补法治疗，使其阳气下行后止针，这就是所谓引而下之的方法。

【原文】

大热遍身，狂而妄见、妄闻、妄言，视足阳明及大络取之，虚者补之，血而实者泻之^①，因其偃卧，居其头前，以两手四指挟按颈动脉^②，久持之，卷而切推，下至缺盆中，而复止如前，热去乃止，此所谓推而散之者也。

【注释】

①虚者补之，血而实者泻之：《太素》卷二十二五邪刺注：“足阳明上实下虚为狂等病，补下虚经也。上之血络盛而实者，可刺去血以泻之。”

②两手四指挟按颈动脉：马莳：“以两手各用大指食指共四指，挟其颈之动脉而按之，即人迎、大迎处也。”

【语译】

遍身高热，热极发狂且有妄见、妄闻、妄言等表现的，当察看足阳明经的正经、络脉属虚属实，而后取刺，虚的用补法，有血郁而属实的就用泻法，同时在病人仰卧时，医者在病人的头前，用两手的拇指、食指，挟按患者颈部的动脉，挟持的时间要长一些，并用卷而按切的手法，向下推按至缺盆，再重复上述动作连续进行，等待身热退去方可休止，这就是所谓推而散之的方法。

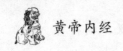

【原文】

黄帝曰：有一脉生数十病者，或痛、或痈、或热、或寒、或痒、或痹、或不仁，变化无穷，其故何也？岐伯曰：此皆邪气之所生也。黄帝曰：余闻气者，有真气①，有正气，有邪气，何谓真气？岐伯曰：真气者，所受于天，与谷气并而充身者也。正气者，正风也②，从一方来，非虚风③也。邪气④者，虚风也，虚风之贼伤人也，其中人也深，不能自去。正风者，其中人也浅，合而自去，其气来柔弱，不能胜真气，故自去。

【注释】

①真气：是人体生命活动的动力，由先天的元气与后天的谷气相合而成，并充养全身，原文中"真气者，所受于天，与谷气并而充身者也"就是此意。

②正气者，正风也：此处所言正气，是指四时正常的气候；正风，也即适时而至的风，如春季的东风，夏季的南风等。

③虚风：指非当令季节所来的风，即失时之风，如春季刮的西风，夏季刮的北风等。

④邪气：泛指四时不正之气，也即能够伤害人体、带有戕贼性质的虚风。

【语译】

黄帝说：有一脉受邪而发生几十种病症的，或疼痛，或成痈，或发热，或恶寒，或作痒，或为痹，或麻木不仁，变化无穷，这是什么原因呢？岐伯说："这都是由不同邪气的伤害而发生的。黄帝说：我听说有真气，有正气，有邪气等不同的名称。什么叫真气呢？岐伯说：所谓真气，由先天的元气与后天的谷气合并而成，并充养全身，是人体生命活动的动力；所谓正气，又称正风，是指与季节相适应的正常气候，它是从符合季节时令的一方面而来，如春季的东风，夏季的南风，秋季的西风，冬季的北风，这些适时而至的风不是虚风。所谓邪气，就是带有戕贼性质而能够伤人的虚风，它一旦中伤人体，部位是比较深的，也不能自行消散；正风即使伤及人体也中于浅部，与体内真气相触后，真气能胜过它，它就自行散去，这是因为正风来势柔弱，不能战胜体内真气，所以不用治疗就自行离去了。

【原文】

虚邪之中人也，洒淅动形，起毫毛而发腠理。其入深，内抟于骨，则为骨痹。抟于筋，则为筋挛。抟于脉中，则为血闭不通，则为痈。抟于肉，与卫气相抟，阳胜者则为热，阴胜者则为寒，寒则真气去，去则虚，虚则寒。抟于皮肤之间，其气外发，腠理开，毫毛摇，气往来行，则为痒。留而不去，则痹。卫气不行，则为不仁。

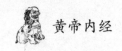

【语译】

虚邪贼风中伤人体，会出现寒傈怕冷、毫毛竖起、腠理开泄的现象。若邪气逐渐深入而抟聚于骨的，就成为骨痹；抟聚于筋的、就出现筋挛；抟聚于脉中的，出现血脉闭塞，而成为痈；抟聚于肌肉的，与体表的卫气相聚结，若阳邪偏胜的就出现热象，阴邪偏盛的就出现寒象，由于寒邪偏盛，会迫使真气离去，真气衰退则身体呈现虚寒。邪气抟聚于皮肤之间，会向外发泄，使腠理开疏，毫毛动摇脱落，致邪气在皮腠间往来流行，所以皮肤发痒。若邪气留而不去，就成为痹证。若卫气涩滞而不畅行，就成为麻木不仁。

【原文】

虚邪偏客①于身半，其入深，内居荣卫，荣卫稍衰，则真气去，邪气独留。发为偏枯。其邪气浅者，脉偏痛。

【注释】

①"客"：原作"容"，据《甲乙》卷十第二下改。

【语译】

虚邪贼风侵犯半边身体的深部，在体内居留营卫之中，致营卫的功能减弱，所以真气

少阳图，选自宋代刘牧《易数钩隐图》

离去，而邪气单独存留于内，就发生半身不遂的症状。若邪气留在表浅部位，也会因血脉不和而发生半身偏痛。

【原文】

虚邪之入于身也深，寒与热相抟，久留而内著，寒胜其热，则骨疼肉枯，热胜其寒，则烂肉腐肌为脓，内伤骨，内伤骨为骨蚀①。有所结，中于筋，筋屈不得伸，邪气居其间而不反，发为筋瘤。有所结，气归之，卫气留之，不得复反，津液久留，合而为肠瘤，久者数岁乃成，以手按之柔。有所结，气归之，津液留之，邪气中之，凝结日以易甚，连以聚居，为昔瘤②，以手按之坚。有所结，深中骨，气因于骨，骨与气并，日以益大，则为骨瘤。有所结，中于肉，宗气归之，邪留而不去，有热则化而为脓，无热则为肉瘤。凡此数气者，其发无常处，而有常名也。

【注释】

①骨蚀：指骨被侵蚀，《类经》十三卷第四注："其最深者，内伤于骨，是为骨蚀，谓侵蚀及骨也。"

②昔瘤：昔，干肉也。见《说文》日部，肉干则坚，此昔瘤，正谓其坚也。与下文"按之坚；义合。

【语译】

虚邪侵入人体比较深的部位，寒与热相互抟聚，久留

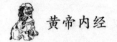

不去而停著于内，如果寒胜于热的，会引起骨节疼痛，肌肉枯萎；如果热胜于寒的，会发生肌肉腐烂而化为脓，如果向内进一步伤到骨，便成为骨蚀。邪气结聚于筋，使筋屈而不得伸，邪气久留其间而不退，能发为筋瘤。邪气结聚归于内，卫气积留而不能复出，以致津液不能向外输布，留在肠胃与邪气相合，成为肠瘤。还有一种是邪留日久发展较慢的，须数年才能形成，用手按摸是柔软的。邪气结聚而气归于内，津液停留不行，又中邪气，凝结不散而日益加重，接连积聚，便成为昔瘤，用手按摸是坚硬的。邪气结聚停留在深层的骨部，骨与邪气并合，其结聚的部位，日益扩大，则可发为骨瘤。邪气结聚在肌肉而气归于内，留著不去，如有内热可化而为脓；如无热可成为肉瘤。上述这几种邪气致病，变化无穷，其发作无一定的部位，但是都有一定的名称。

九宫八风第七十六

【题解】

九宫，指四方、四隅、中央九个方位；八风，指八方之风。本篇根据九宫的方位，讨论了八方气候变化的情况及对人体的影响，并提出回避预防疾病的重要性，故篇名为"九宫八风"。

【原文】

太一常以冬至之日，居叶蛰之宫四十六日，明日居天留四十六日，明日居仓门四十六日，明日居阴洛四十五日，明日居天宫四十六日，明日居玄委四十六日，明日居仓果四十六日，明日居新洛四十五日，明日复居叶蛰之宫，曰冬至矣。

太一游，以冬至之日，居叶蛰之宫，数所在日，从一处，至九日，复反于一，常如是无已，终而复始。

太一移日，天必应之以风雨，以其日风雨则吉，岁美民安少病矣。先之则多雨，后之则多旱。

太一在冬至之日有变，占在君；太一在春分之日有变，占在相；太一在中宫之日有变，占在吏；太一在秋分之日有变，占在将；太一在夏至之日有变，占在百姓。所谓有变者，太一居五宫之日，病风折树木，扬沙石，各以其所主，占贵贱。

因视风所从来而占之。风从其所居之乡来为实风，主生，长养万物；从其冲后来为虚风，伤人者也，主杀，主害者。谨候虚风而避之，故圣人曰避虚邪之道，如避矢石然，邪弗能害，此之谓也。

是故太一入徙，立于中宫，乃朝八风，以占吉凶也。

风从南方来，名曰大弱风，其伤人也，内舍于心，外在于脉，其气主为热。

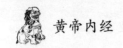

　　风从西南方来，名曰谋风，其伤人也，内舍于脾，外在于肌，其气主为弱。

　　风从西方来，名曰刚风，其伤人也，内舍于肺，外在于皮肤，其气主为燥。

　　风从西北方来，名曰折风，其伤人也，内舍于小肠，外在于手太阳脉，脉绝则溢，脉闭则结不通，善暴死。

　　风从北方来，名曰大刚风，其伤人也，内舍于肾，外在于骨与肩背之膂筋，其气主为寒也。

　　风从东北方来，名曰凶风，其伤人也，内舍于大肠，外在于两胁腋骨下及肢节。

　　风从东方来，名曰婴儿风，其伤人也，内舍于肝，外在于筋纽，其气主为身湿。

　　风从东南方来，名曰弱风，其伤人也，内舍于胃，外在肌肉，其气主体重。

　　此八风皆从其虚之乡来，乃能病人，三虚相抟，则为暴病卒死。两实一虚，病则为淋露寒热。犯其雨湿之地，则为痿。故圣人避风，如避矢石焉。其有三虚而偏中于邪风，则为击仆偏枯矣。

　　【语译】

　　太一在每年中按九宫方位依次移动，其规律是从冬至这一天开始，位于叶蛰宫，历经冬至、小寒、大寒三个节气，共计四十六天。到了期满的次日，就移居于天留宫，

1446

历经立春、雨水、惊蛰三个节气，计四十六天。当期满的次日，就移居于仓门宫，历经春分、清明、谷雨三个节气，计四十六天。到期满的次日，即移居于阴洛宫，历经立夏、小满、芒种三个节气，计四十六天。到期满的次日，即移居于天宫，历经夏至、小暑、大暑三个节气，计四十六天。到期满的次日，即移属于玄委宫，历经立秋、处暑、白露三个节气，计四十六天。到期满的次日，即移属于仓果宫，历经秋分、寒露、霜降三个节气，计四十六天。到期满的次日，即移属于新洛宫，历经立冬、小雪、大雪三节，计四十五天。到期满的次日，也即冬至这一天，又重新位于叶蛰宫。

太一每日游移，以冬至这一天位居叶蛰宫为基准，可以计算太一在每一天的位置。太一从叶蛰宫开始遍游九宫。最后重新返于叶蛰宫，年年如此循环不止，终而复始地运行。

太一从一宫移位于另一宫的第一天，天气必然会出现风雨，如果这天风调雨顺，则预示着年岁丰收，人民安康，疾病少见。如果在前几天有风雨，则预示年岁多雨；后几天有风雨，则预示年岁多旱。

太一位于冬至这一天，天气如有异常变化，可推测为君主有变；太一位于春分这一天，天气如有异常变化，可推测到相有变；太一位于中宫这一天，天气如有异常变

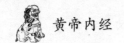

化，可推测为吏有变；太一位于秋分这一天，天气如有异常变化，可推测到将有变；太一位于夏至这一天，天气如有异常变化，可推测到百姓有变。所谓天气的异常变化，即指太一分别位于上述五宫的当天，出现暴风折断树木，飞沙走石等剧烈的天气变化。根据这些变化和太一所在的位置，可以推测受病者的地位身份。

因而，要观察风所带的方向而进行预测，如果风来的方向与太一所处位置对应的季节相符，即为实风，能主生长，长养万物。如果风来的方向与太一所处位置对应的季节相反，就是虚风，虚风会损伤人体，是具有肃杀和伤害性质的邪气。应当谨慎地预测虚风并及时回避它。所以善于养生的人时时注意回避虚邪贼风，好像躲避利箭飞石的袭击一样，使风邪不能侵害人体，就是这个道理。

因此，当太一在九宫之中游行，位居中宫时，就可以居中而朝向八风，根据八风的情况测候其对万物有利和不利的影响。

从南方来的风，叫做大弱风，它对人体的伤害，向内可侵犯心脏，在外可留于血脉，这种邪气能导致热性病。

从西南方来的风，名叫谋风，它对人体的伤害，向内可侵犯脾脏，在外可留于肌肉，这种邪气能导致正气虚弱。

从西方来的风，它对人体的伤害，向内可侵犯肺脏，在外可留于皮肤，这种邪气能导致津液损伤的燥病。

从西北方来的风，叫做折风，它对人体的伤害，向内可侵犯小肠，在外则留滞于手太阳之脉，如脉气断绝的为邪气满溢，如脉气闭郁的为结聚不通，常常会发生突然死亡。

从北方来的风，名叫大刚风，它对人体的伤害，向内可侵犯于肾，在外可留滞于骨骼和肩背的膂筋，这种邪气能导致寒性病。

从东北方来的风，名叫凶风，它对人体的伤害，向内可侵犯大肠，在外可留滞于两胁腋骨下面的部位及上肢关节部。

从东方来的风，名叫婴儿风，这种邪气对人体的伤害，向内可侵犯肝脏。在外可留滞于筋脉的会聚之处，它能导致湿病。

从东南方来的风，叫做弱风，它对人体的伤害，向内可犯胃腑，在外可留滞肌肉，它能导致身体沉重的病变。

上述八种风，都是从当时时令方位相反的方向来的虚邪，所以能使人发病。如果是虚弱之体遇到岁气不及的虚年，并感受虚风之邪，三虚相合，就会急暴发病，突然死亡；如果有三虚中一虚，也可能发病，如受雨淋露，则会发生寒热病；常涉雨湿之地，感受湿邪，则会发生四肢不用的痿证。因此，善于养生的人，能象回避利箭飞石一样

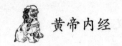

防避虚邪贼风。如果在三虚的情况下，又是偏中于邪风，就会发生如同骤然被击的昏仆倒地和半身不遂的病证。

卷之十二

九针论第七十七

【题解】

九针，指九种针具。文中主要论述了九针的起源、命名、形状、用途及禁忌等内容，故篇名为"九针论"。

【原文】

黄帝曰：余闻九针于夫子，众多博大矣！余犹不能寤[1]，敢问九针焉生？何因而有名？

【注释】

[1]寤：同悟。

【语译】

黄帝说：我听你讲解了九针的道理，真是学识渊博，内容丰富多彩呀！但我还有些问题不能领悟，请问九针的原理是怎样产生的？为什么各有不同的名称？

【原文】

歧伯曰：九针者，天地之大数也，始于一而终于九①。故曰：一以法天，二以法地，三以法人，四以法四时，五以法五音，六以法六律，七以法七星，八以法八风，九以法九野②。

【注释】

①天地之大数也，始于一而终于屯：大数，指自然规律，大，有普遍的含义。古人认为"一"是数字的起始．"九"是数字的终止，九加一为十，又变成一数新的起点。所以说"始于一而终于九"的数理，是一切事物由少到多的自然发展规律。

②九以法九野：野，是分野。古代九州区域的划分，叫做九野。

【语译】

岐伯说：九针的产生，取法于天地的大数。天地的数理，从一起始，到九而终止，这是事物普遍的自然发展规律。所以说九针实际上相应于各种自然现象：第一针取法于天，第二针取法于地，第三针取法于人，第四针取法于四时，第五针取法于五音，第六针取法于六律，第七针取法于七星，第八针取法于八风，第九针取法九野。

【原文】

黄帝曰：以针应九之数奈何？岐伯曰：夫圣人之起天

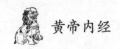

地之数也，一而九之，故以立九野，九而九之，九九八十一，以起黄钟①数焉，以针应数也。

【注释】

①黄钟：六律之一，是古代矫正音律的一种乐器，用竹制成，长九寸，每寸恰当九纵黍长，九寸合八十一纵黍。以九针应此数，言其变化很多，能适应很多种疾病。按：纵黍，即黍粒的长度。古以黍（黑黍）定分寸，作为度量衡的标准，以制音律。一粒纵黍为一分，九分为寸，用黍九粒，直径相累，合为一寸。《淮南子》天文训："一生二，二生三、三生万物。天地三月而为一时，以三参物，三三如九，故黄钟之律九寸而宫音调，因而九之，九九八十一，故黄钟之数立焉。黄者，土德之色，钟者，气之所种也。"

【语译】

黄帝说：为什么针和九数相应呢？岐伯说：古代的圣人，创立了天地的数理，是从一到九，因此把大地定为九个分野，若九与九相乘，九九等于八十一，从而建立黄钟之数，九针正与此数相应。

【原文】

一者，天也。天者，阳也。五脏之应天者，肺也。肺者，五脏六腑之盖①也，皮者，肺之合也，人之阳也。故为之治针，必大其头而锐其末，令无得深入而阳气出。

【注释】

①肺者，五脏六腑之盖：盖，又叫"华盖"，指封建帝王专用的车盖或伞。肺位最高，覆盖着五脏六腑，状如伞盖，故称为盖。

【语译】

一数比象于天，天属阳。在人体五脏中，肺主呼吸，外与天气相应；又肺位最高，为五脏六腑的华盖。犹如天空覆盖万物一样。肺，外合皮毛，皮毛浅在体表，属于阳分，因此制成镵针，针的式样，必须针头大，针尖锐利，适于浅刺而限制深刺，用于治疗邪在皮肤的病症，以开泄阳气、解表退热。

少阴图，选自
宋代刘牧《易数钩隐图》

【原文】

二者，地也。地者，土也。人之所以应土者，肉也。故为之治针，必筒其身而员其末①，令无伤肉分，伤则气竭。

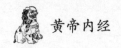
【注释】

①箭（tóng 同）其身而员其末：《一切经音义》引
《三苍》郭注"箭，竹管也。"箭其身，是指针身圆而直，
形如竹管。员其末，指针尖为卵圆状。《类经》十九卷第
二注："针如卵形，以利导于分肉间，盖恐过伤肌肉，以
竭脾气，故用不在锐，而主治分间之邪气也。"

【语译】

二数比象于地，地属土，在人体应于肌肉。因此制成
圆针，针的式样，取其针身又圆又直，如竹管状，针尖呈
卵圆形，适用于治疗邪在肌肉的病症，刺时不得损伤分
肉，损伤了就会使脾气衰竭。

【原文】

三者，人也。人之所以成生者，血脉也。故为之治
针，必大其身而员其末，令可以按脉勿陷，以致其气，令
邪气独出。

【语译】

三数比象于人。人能够维持生命，赖于血脉输给营
养。所以为了适应治疗血脉的病症，应采用锃针，取其针
身大，针尖圆而钝，可以按摩穴位，疏通血脉，引导正气
得以充实，使邪气自然外出，不致因刺入过深，而引邪
内陷。

【原文】

四者,时也。时者,四时八风之客于经络之中,为瘤病者也。故为之治针,必筒其身而锋其末,令可以泻热出血,而瘤病竭。

【语译】

四数比象于四时。若四时八方的风邪,侵入人体的经络中,能使血脉留滞瘀结,而渐成顽固性的病症,因此刺治时,必用锋针,取其针身长直,针尖锋利,用以刺络放血,泻其瘀热,能使顽固的疾病得以根除。

【原文】

五者,音也。音者,冬夏之分,分于子午①,阴与阳别。寒与热争,两气相搏,合为痈脓者也。故为之治针,必令其末如剑锋,可以取大脓。

【注释】

①音者,冬夏之分,分于子午:音,指五音。冬至阴极阳生,月建在子;夏至阳极阴生,月建在午,所以说"冬夏之分,分于子午"。五音经象五数,位于一到九数的中间。根据九宫数的位置,一为坎宫,位于北方,其时令为冬至,地支在子;九为离宫,位于南方,其时令为夏至,地支在午。五数位居中宫,正当坎离二宫之间,阴阳由此可分(参看前九宫八风篇)。

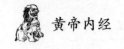

【语译】

五数比象于五音。音为五数，位于一、九两数的中间。一数，代表冬至一阳初生之时，月建在子，九数，代表夏至阳气极盛之时，月建在午。而五数正当一到九数的中央，暑往寒来，阴阳消长的变迁，由此可分。在人体如果寒热不调，两气搏结，形成痈肿化脓，所以适用铍针，取其针头锋利如剑，可以刺破痈疽，排出脓血。

【原文】

六者，律也。律者，调阴阳四时而合十二经脉。虚邪客于经络而为暴痹者也。故为之治针，必令尖如牦^①，且员且锐，中身微大，以取暴气。

【注释】

①牦（máo 毛）：长毛。这里形容针细而有韧性。《类经》十九卷第二注："毛之强者曰牦。取法于牦者，用其细健而可稍深也。"

【语译】

六数，比象于六律。六律调节声音，分为阴阳，应于四时、十二辰，合于人体十二经脉。如虚邪贼风，侵入人的经络，使阴阳失调，气血壅闭，就会暴发痹症。因此采用圆利针，取其针状如长毛，圆而锐利，针身略粗大，适于刺治急性病。

【原文】

七者,星也。星者,人之七窍①。邪之所客于经,舍于络,而为痛痹者也。故为之治针,令尖如蚊虻喙,静以徐往,微以久留,正气因之,真邪俱往,出针而养者也。

【注释】

①星者,人之七窍:北斗有七星,古多据为典例。天有七星比拟人有七窍,其义可引伸为:天空星辰密布,人的通身空窍也很多。《类经》十九卷第二注:"七以法星,而合于人之七窍,举七窍之大者言,则通身空窍皆所主也。"

【语译】

七数比象于七星,在人体应于七窍。人的通身孔窍很多,类如天空星辰密布,若邪从穴孔侵入经络之间,久留不去,就能发生痛痹。所以适用毫针,取其针尖微细,好象蚊虻咀那样。刺治时,要静候其气,慢慢地进针,轻微地提插,留针的时间要长,从而使正气得到充实,邪气一经消散真气也就随着恢复,出针以后,还要继续疗养。

【原文】

八者,风也。风者,人之股肱八节①也。八正之虚风②,八风伤人,内舍于骨解腰脊节腠理之间,为深痹也。故为之治针,必薄其身,锋其末,可以取深邪远痹。

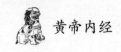

【注释】

①八节：马蒔："人之手足，各有股肱关节计八，故谓八节。"按：这里所指的八节，有概括通身关节的含义。

②八正之虚风：八正，即立春、立夏、立秋、立冬、春分、秋分、夏至、冬至等八个节气。虚风，就是四时八节反常的气候。

【语译】

八数，比象于八风，在人应于八处大关节。如果四时八节的虚邪贼风侵袭人体，就会深入而留止在骨缝腰背关节与腠理之间，而成为邪深在里的痹症，所以选择针具，一定要用针身薄而针尖锋利的长针，这样就可以刺治邪深病久的痹症。

【原文】

九者，野出。野者，人之节解皮肤之间也。淫邪①流溢于身，如风水之状，而溜不能过于机关大节者也②。故为之治针，令尖如挺，其锋微员，以取大气之不能过于关节者也。

【注释】

①淫邪：邪气过盛，蔓延为害，叫做淫邪。

②溜不能过于机关大节者也：溜，即流注。不能过于机关大节，指水气流注不能通过大关节而积水成肿。本书

官针篇："病水肿不能通过关节者，取以大针"。《类经》十九卷第二注："凡淫邪流溢于肌体，为风为水，不能过于关节而壅滞为病者，必用大针以利机关之大气。"

【语译】

九数，比象于九野，在人应于周身关节骨缝和皮肤之间。如邪气过盛蔓延于身，出现浮肿，状似风水病，这是由于水气流注，不能通过关节，以致肌肤积水为肿。因此要采用大针，取其针形如杖，针锋微圆，针身粗大，用它通利关节，运转大气，以消除积水。

【原文】

黄帝曰：针之长短有数乎？岐伯曰：一曰镵针者，取法于巾针，去末半寸，卒锐之①，长一寸六分，主热在头身也。

【注释】

①卒锐之：指镵针在相距末端约半寸许，就尖锐突出，状如箭头。丹波元简："卒，暴也。此针之制，长寸六分，其去末五分之所暴锐之，其刺浅而泻表阳气也。"

【语译】

黄帝问：针的长短有一定度数吗？岐伯说：第一种叫镵针，摹仿巾针的式样制成，其针头大，在距离针的末端约半寸许，就尖锐突出，状如箭头，针的长度共一寸六

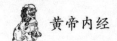

分，适用于浅刺，以通泻在表皮的阳气，主治热在头身的病症。

【原文】

二曰员针，取法于絮针①，筒其身而卵其锋，长一寸六分，主治分间气。

【注释】

①絮针：孙鼎宜："絮针，古者缝絮之针也。"

【语译】

第二种叫员针，摹仿絮针的式样制成，针身圆直如竹管状，针尖卵圆形，长一寸六分，主治邪在分肉间的疾病。

【原文】

三曰锃针，取法于黍粟之锐，长三寸半，主按脉取气，令邪出。

【语译】

第三种叫锃针，仿照黍粟的形状，圆而微尖，长三寸半，用它按摩经脉，行气活血，以驱邪外出。

【原文】

四曰锋针，取法于絮针，筒其身，锋其末，长一寸六分，主泻热出血。

【语译】

第四种叫锋针，摹仿絮针的式样制成，针身圆直，针尖锋利，长一寸六分，取它泻热，刺络放血。

【原文】

五曰铍针，取法于剑锋，广二分半，长四寸，主大痈脓，两热争者也。

【语译】

第五种叫铍针，摹仿剑锋制成，宽二分半，长四寸，主治寒热两气搏结，形成痈肿化脓的病症，可用作切刺排脓，以清除热毒。

【原文】

六曰员利针，取法于牦针，微大其末，反小其身，令可深内也，长一寸六分，主取痈痹者也。

【语译】

第六种叫员利针，摹仿长毛的形状制成，针尖稍大，针身反小，能使深刺，长一寸六分，主治痈肿和暴发性

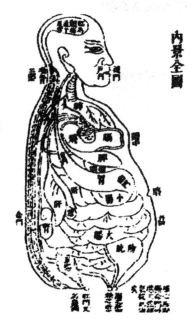

清代王宏翰《医学原始》中的侧人内景之图

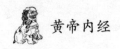

的痹症。

【原文】

七曰毫针，取法于毫毛，长一寸六分，主寒痛痹在络者也。

【语译】

第七种叫毫针，摹仿毫毛的纤细形态制成，长一寸六分，主治邪气在络的寒痛痹。

【原文】

八曰长针，取法于綦针①，长七寸，主取深邪远痹者也。

【注释】

①綦（qí 其）针：即缝纫用的长针。《说文》金部："鈛（shù），綦针也。"《管子》轻重乙："一女必有一刀、一锥、一箴、一鈛。"房注："鈛，长针也"。

【语译】

第八种叫长针，摹仿綦针的式样制成，长七寸，主治邪深病久之痹症。

【原文】

九曰大针，取法于锋针，其锋微员，长四寸，主取大气不出关节者也。针形皆矣。此九针大小长短之法也。

【语译】

第九种叫大针，针的形式，是摹仿梃的形状制作，针尖略圆而粗大如梃，长四寸，主治大气不能通利关节，积水成肿的病症。以上所述，就是九针的形状及其大小长短的法度。

【原文】

黄帝曰：愿闻身形应九野①奈何？岐伯曰：请言身形之应九野也，左足应立春，其日戊寅己丑；左胁应春分，其日乙卯；左手应立夏，其日戊辰己巳；膺②喉首头应夏至，其日丙午；右手应立秋，其日戊申己未；右胁应秋分，其日辛酉；右足应立冬，其日戊戌己亥；腰尻下窍应冬至，其日壬子。六腑及膈下三脏应中州③，其大禁④，大禁太一所在之日⑤，及诸戊己⑥。凡此九者，善候八正所在之处⑦。所主左右上下身体有痈肿者，欲治之，无以其所直之日溃治之，是谓天忌日⑧也。

【注释】

①九野：指九宫的位置。义见上篇九宫八风论中。

②膺：即前胸两侧乳上部位，这里泛指前胸部。

③六脏及膈下三脏应中州：《类经》九卷第三十五注："此膈下应中宫也。膈下，腹中也。三脏，肝、脾、肾也。六腑三脏皆在膈下腹中，故应九州。"

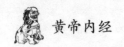

④大禁：大，有"普遍"或"重要"的含义。禁，指禁忌针刺的日期。

⑤太一所在之日：是指四时交换八节的那一天，也就是太一移居于各宫之日（详见九宫八风篇）。

⑥诸戊己：戊、己二天干，在五行属土，土为中央，所以在日干中，到了每一个戊日或己日，都代表中宫土旺用事的时候，也就是太一还居中宫之期。《类经》九卷第三十五注："盖戊己属土，虽寄王于四季，而实为中宫之辰，故其气应亦如太一，……此节乃言中宫太一所在之日，意者于八宫太一数中，凡值四季土王用事之日，即中宫太一之期也。"

⑦八正所在之处：八正，这里是指八方的正位，以代表四时当合的八个节气（"四立"、"二分"、"二至"）。八风所在之处，是八方风向的来处。《类经》九卷第三十五注："八五，即八方王气之所在，太一之谓也。九宫定，即八正之气可候矣。"

⑧天忌日：根据时令节气，不适宜针刺的日期，叫做天忌日。

【语译】

黄帝问：人的身形怎样和九野相应呢？岐伯说：请让我说说身形应九野的情况。春夏属阳，阳气从左而升，自下而上，所以人的左足应于艮宫（东北方）在节气应于立春，在日辰正当戊寅、巳丑；左胁应于震宫（正东方），在节气应于春分，在日辰正当乙卯；左手应于巽宫（东南方），在节气应于立夏，在日辰正当戊辰、己巳；前胸、咽喉、头面应于离宫（正南方），在节气应于夏至，在日辰正当丙午，这是阳气极盛的时候；秋冬属阴，阴气从右而降，自上而下，所以右手应于坤宫（西南方），在节气应于立秋，在日辰正当戊申己未；右胁应于兑宫（正西方），在节气应于秋分，在日辰正当辛酉；右足应于乾宫（西北方），在节气应于立冬，在日辰正当戊戌、己亥，腰、尻、下窍，应于坎宫（正北方），在节气应于冬至，在日辰正当壬子，这是阴气极盛的时候。六腑和肝、脾、肾三脏，都在膈下腹中的部位，应于中宫。针刺人身各部位时，要注意禁忌日期，凡是正交八节（四立、二分、二至）的那一天，所谓"太一所在之日"，以及各个戊日或己日，也就是正当中宫土旺用事的时候，都属于大禁日期。掌握了人体九个部位和九个方位的相应关系，就可以测候八方当令节气的所在，及其相应于形体左右上下的各部位，从而也就明角了刺法上的禁忌日期。例如：身体某个部位发生了痈肿，如果正当太一所在及戊己所值之日，就不能用溃破法治疗，这叫做天忌日。

【原文】

形乐志苦，病生于脉，治之以灸刺。形苦志乐，病生

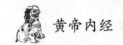

于筋，治之以熨引①。形乐志乐，病生于肉，治之以针石②。形苦志苦，病生于咽喝③，治之以甘药。形数惊恐，筋脉不通，病生于不仁，治之以按摩醪药④。是谓五形志也。

【注释】

①熨引：就是用药温熨导引。

②石：即石针，通称砭。为古代切刺皮肤、排脓放血的手术工具。

③咽喝（yē 噎）：声嘶咽塞叫做咽喝。喝又音曷（hè），喘声呼气粗大之谓。以上二义，都是肺的症状。因为肺主气，上通咽喉，形苦过劳则伤气，志苦多忧则气郁，所以病生于咽喝。《太素》卷十九知形志所宜注："形志俱苦劳气，客邪伤，在于咽喝，肺之应也。喝，肺喘声也。"

④醪（劳 láo）药：即药酒。

【语译】

形体安逸而精神苦闷的人，生病多在于脉，治法宜于针灸。身形过于劳苦，但精神愉快的，生病多在于筋，宜用温熨导引的治法。形体和精神都很舒适，好逸恶劳的人，生病多在于肌肉，宜用针砭刺治。形体劳苦，精神也苦闷的人，生病多发生咽喝，宜用甘药调治。屡受惊恐神形不安的，易使筋脉之间气血不通，以致肢体麻木不仁，宜于按摩和药酒治疗。这就是五种形志生病各自的特点和治法。

【原文】

五脏气：心主噫①，肺主咳，肝主语，脾主吞，肾主欠。

【注释】

①心主噫：《景岳全书》杂证谟："噫者，饱食之息，即嗳气也。"按：饱食后，噫气出于胃，本为生理现象。而胃之大络上属于心，故心气不舒，也能使胃气郁阻，上逆为噫。《类经》十五卷第二十五注："阳阴络属心，故曰上走心为噫也……是心、脾、胃三脏，皆有是证，盖由火土之郁，而气有不得舒伸，故为此证。"

【语译】

五脏之气失调，各有所主的病症：心气不舒，发为噫气，肺气不利，发为咳嗽，肝气郁结，发为多语，脾气不和，发为吞酸，肾气衰惫，发为呵欠。

【原文】

六腑气：胆为怒，胃为气逆为哕，大肠小肠为泄，膀胱不约为遗溺，下焦溢为水。

【语译】

六腑之气失调，各有所主的病症：胆气郁而不舒，易

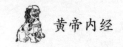

于发怒，胃失和降，气逆为吐，为哕。小肠化物清浊不分，大肠传导不固，则为泄泻；膀胱气虚，不能约束，则为遗尿；下焦水道不通，则积水为肿。

【原文】

五味所入：酸入肝，辛入肺，苦入心，甘入脾，咸入肾，淡入胃①，是谓五入。

【注释】

①淡入胃：甘味极薄为淡，故淡附于甘，同属五行土气。凡五谷皆具淡味，而受纳于胃，所以说"淡入胃"。

【语译】

五味入胃后，按其属性各归其所合的脏腑：酸味属木入于肝，辛味属金入于肺，苦味属火入于心，甘味属土入于脾胃，咸味属水入于肾。这就是五味各自之所入。

【原文】

五并①：精气并②肝则忧，并心则喜，并肺则悲，并肾则恐，并脾则畏，是谓五精之气并于脏也③。

【注释】

①五并：并，是合并，聚在一处。五并，指五脏精气相乘，并于一脏，化生实邪为病。吴崐："并，合而入之也。五脏精气，各藏其脏则不病；若合而并于一脏，则邪气实之，各显其志。"

【语译】

五脏精气相并各有其所生的病症：精气并入于肝，则肝气抑郁，而生忧虑，并于心，则心气有余，而生喜笑，并于肺，则气郁胸窄，而生悲哀，并于肾，则水盛火衰，而心悸善恐，并于脾，则痰盛中虚，往往胆怯生畏。这就是五脏精气并于一脏所发生的各种病症。

【原文】

五恶①：肝恶风，心恶热，肺恶寒，肾恶燥，脾恶湿，此五脏气所恶也。

【注释】

①恶（wù 务）：即憎厌。

【语译】

五脏之所恶：肝脏厌恶风，心脏厌恶热，肺脏厌恶寒，肾脏厌恶燥，脾脏厌恶湿，这就是五脏之气的所恶。

【原文】

五液：心主汗①，肝主泣，肺主涕，肾主唾②，脾主涎③，此五液所出也。

【注释】

①心主汗：津液渗入脉中，转化为血液，归于心所主，而血中之液，又可渗出于脉外，复转化为津液，其中

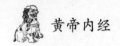

随卫气外泄的部分，就是汗。所以说"心主汗"。《类经》十五卷第二十五注："心主血，汗则血之余也。"

②肾主唾：《类经》十五卷第二十五注："唾生于舌下，足少阴肾脉，循喉咙，挟舌本也。"

③脾主涎：《尔雅》释言释义引《字林》："涎，口液也。"《太素》卷六五脏气液注："脾足太阴脉，通于五谷之液，上出廉泉，故名为涎。"

【语译】

五脏化生五液：心主于汗，肝主于泪，肺主于涕，肾主于唾，脾主于涎，这是五液分别出于五脏的情况。

【原文】

五劳①：久视伤血，久卧伤气，久坐伤肉，久立伤骨，久行伤筋，此五久劳所病也。

【注释】

①五劳：指劳逸过度，积久形成的五种劳伤。

【语译】

五种劳逸过度所致的损

手阳明大肠经络起于
商阳穴　终于迎香穴

足少阳胆经络起于
窍阴穴终于瞳子髎穴

日本宫内厅藏正侧人图摹本，描绘了人体的手阳明大肠经及足少阳胆经

1470

伤：久视劳神，则伤心血；久卧阳气不伸，则伤肺气；久坐脾气不运，则伤肌肉；久立则伤骨，劳损在肾；久行则伤筋，劳损在肝。这是五种久劳所伤。

【原文】

五走：酸走筋，辛走气，苦走血，咸走骨，甘走肉，是谓五走也。

【语译】

五味各有走向；酸味入肝，肝主筋，故酸走筋，辛味入肺，肺主气，故辛走气，苦味入心，心主血脉，故苦走血，咸味入肾，肾主骨，故咸走骨；甘味入脾，脾主肌肉，故甘走肉。这就是五走。

【原文】

五裁①：病在筋，无食酸；病在气，无食辛；病在骨，无食咸；病在血，无食苦；病在肉，无食甘。口嗜而欲食之，不可多也，必自裁也，命曰五裁。

【注释】

①裁：节制。

【语译】

饮食的五裁：酸性收敛，病在筋不喜收，所以不能多食酸味；辛能发散，病在气不喜散，所以不能多食辛味；咸能软坚，病在骨不喜软，因此不能多食咸味；苦能化

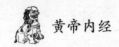

燥，病在血不喜燥，因此不能多食苦味；甘能壅满助湿，病在肉不喜壅滞，所以不宜多食甘味。即使因嗜好而欲食，也不可多食，必须自己加以节制，适可而止。这叫做五裁。

【原文】

五发：阴病发于骨①，阳病发于血②，以味病发于气③，阳病发于冬④，阴病发于夏⑤。

【注释】

①阴病发于骨：《太素》卷二十七邪传注："阴之为病，发骨疼等。"

②阴病发于血：《太素》卷二十七邪传注："阳之为病，发于血痹等。"

③以味病发于气：《太素》卷二十七邪传注："五味为病，发于气不调等。"

④阳病发于冬：《太素》卷二十七邪传注："冬阳在内，故病发冬。"

⑤阴病发于夏：《太素》卷二十七邪传注："夏阳在外，故病发夏也。"

【语译】

五病之所发：阴之为病，发骨疼等，阳之为病，发血痹等，五味为病，发于气不调，冬天阳气在内，所以阳病发于冬，夏天阳气在外，阴气在内，所以阴病发于夏。

【原文】

五邪：邪入于阳，则为狂①；邪入于阴，则为血痹②；邪入于阳，抟则为癫疾③；邪入于阴，抟则为喑④；阳入于阴，病静；阴出之于阳，病喜怒。

【注释】

①邪入不阳，则为狂：《太素》卷二十七邪传注："热气入于阳脉，重阳故为狂病"。

②邪入于阴，则为血痹：《太素》卷二十七邪传注："寒邪入于阴脉，重阴故为血痹"。

③癫疾：癫，通巅。指头部疾患，如头痛，眩晕，甚至昏仆等症。马莳："癫，当作巅。正以阳气上升，故顶巅有疾，如头痛眩晕等证也。"又《素问》方盛衰论："气上不下，头痛巅疾。"王冰注："巅，谓身上巅疾，则头首之疾也。"

④邪入于阴，抟则为喑：《类经》十五卷第二十五注："邪抟于阴，则阴气受伤，故声为音哑。阴者，五脏之阴也。盖心主舌，而手少阴心脉上走喉咙，系舌本；手太阴肺循喉咙；足太阴脾脉上行结于咽，连舌本，散舌下；足厥阴肝脉循喉咙之后，上入颃颡，而筋脉络于舌本；足少阴肾脉循喉咙，系舌本，故皆主病喑也。"

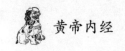

【语译】

邪扰五脏的病变：阳邪入于阳分，阳盛热极，能使神志受扰，昏乱为狂；阴邪入于阴分，阴盛则寒，能使血脉凝涩，发生痹症；头为诸阳之会，气逆上升，这是邪入于阳，邪气抟聚于上，就发生头部巅顶疾患；五脏阴经通于喉舌之间，阳邪入于阴，抟聚而不去，就会伤阴，导致喑哑；阳主动，阴主静，阳气敛降，入于阴分，其病态喜于静默；阳气上逆，由阴出阳，其病态激动易怒。

【原文】

五藏：心藏神，肺藏魄，肝藏魂，脾藏意，肾藏精志也。

【语译】

五脏各有所藏：心藏神，为生命活动的主宰。肺藏魄，体现为形体动作的感应能力；肝藏魂，体现为精神意识的感应能力；脾藏意，体现为人的思想活动能力；肾藏精与志，精能化髓，髓通于脑，脑为志所居，体现为人的记忆能力。

【原文】

五主：心主脉，肺主皮，肝主筋，脾主肌，肾主骨。

【语译】

五脏功能，各有所主：心主脉，以载运营血，输养全身；肺主皮毛，以布散卫气，保护体表；肝主筋，以约束关节，维持肢体活动；脾主肌肉，以充实形体；肾主骨，骨腔为藏髓的库所，骨干为身躯的支柱。

【原文】

阳阴多血多气，太阳多血少气，少阳多气少血，太阴多血少气，厥阴多血少气，少阴多气少血。故曰：刺阳明出血气，刺太阳出血恶气，刺少阳出气恶血，刺太阴出血恶气，刺厥阴出血恶气，刺少阴出气恶血也。

【语译】

六经气血的多少，各有不同，因此，凡用针刺时，根据各经的具体情况，只可泻其多，不可泻其少。一般的常规是：阳阴多血多气，刺宜出其气血；太阳多血少气，刺宜出血，不宜出气；少阳多气少血，刺宜出气，不宜出血；太阴多血少气，刺宜出血，不宜出气；厥阴多血少气，刺宜出血，不宜出气；少阴多气少血，刺宜出气，不宜出血。

【原文】

足阳明太阴为表里[①]，少阳厥阴为表里，太阳少阴为表里，是谓足之阴阳也；手阳明太阴为表里，少阳心主为表里，太阳少阴为表里，是谓手之阴阳也。

【注释】

①表里：指内外阴阳的相互联系。阳经行于身之外

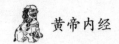
侧，主表；阴经行于身之内侧，主里。

【语译】

阳明胃经与太阴脾经相为表里，少阳胆经与厥阴肝经为表里，太阳膀胱经与少阴肾经为表里，这是足三阴经与足三阳经的表里配合；阳明大肠经与太阴肺经为表里，少阳三焦经与厥阴心包经为表里，太阳小肠经与少阴心经为表里。这是手三阴经和手三阳经的表里配合。

岁露论第七十八

【题解】

岁露，是指一年之内风雨的情况。本篇主要讨论了天文气象变化对人体生理、病理所产生的影响，故篇名为"岁露论"。

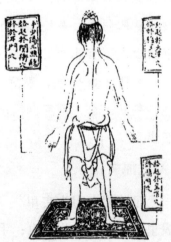

明抄本《普济方》中的铜人伏图，图中标注了人体的经脉及穴位

【原文】

黄帝问于岐伯曰：经言夏日伤暑，秋病疟。疟之发以时，其故何也？岐伯对曰：邪客于风府，病循膂而下，

卫气一日一夜，常大会于风府，其明日日下一节，故其日作晏。此其先客于脊背也，故每至于风府则腠理开，腠理开则邪气入，邪气入则病作，此所以日作尚晏①也。卫气之行风府，日下一节，二十一日下至尾底，二十二日入脊内，注入伏冲之脉，其行九日，出于缺盆之中，其气上行，故其病稍益至②；其内搏于五藏，横连募原，其道远，其气深，其行迟，不能日作，故次日乃蓄积而作焉。

黄帝曰：卫气每至于风府，腠理乃发，发则邪入焉。其卫气日下一节，则不当风府，奈何？岐伯曰：风府无常，卫气之所应，必开其腠理，气之所舍节，则其府也。

黄帝曰：善。夫风之与疟也，相与同类，而风常在，而疟特以时休，何也？岐伯曰：风气留其处，疟气随经络沉以内搏，故卫气应乃作也。帝曰：善。

黄帝问于少师曰：余闻四时八风之中人也，故有寒暑，寒则皮肤急而腠理闭；暑则皮肤缓而腠理开。贼风邪气，因得以入乎？将必须八正虚邪，乃能伤人乎？少师答曰：不然。贼风邪气之中人也，不得以时，然必因其开也，其入深，其内极病，其病人也卒暴。因其闭也，其入浅以留，其病也徐以迟。

黄帝曰：有寒温和适，腠理不开，然有卒病者，其故何也？少师答曰：帝弗知邪入乎？虽平居，其腠理开闭缓急，其故常有时也。黄帝曰：可得闻乎？少师曰：人与天

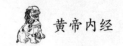

地相参也，与日月相应也。故月满则海水西盛。人血气积，肌肉充，皮肤致，毛发坚，腠理郄，烟垢著。当是之时，虽遇贼风，其入浅不深。至其月郭空，则海水东盛，人血气虚，其卫气去，形独居，肌肉减，皮肤纵，腠理开，毛发残，膲理③薄，烟垢落。当是之时，遇贼风则其入深，其病人也卒暴。

黄帝曰：其有卒然暴死、暴病者，何也？少师答曰：三虚者，其死暴疾也；得三实者，邪不能伤人也。黄帝曰：愿闻三虚。少师曰：乘年之衰，逢月之空，失时之和。因为贼风所伤，是谓三虚。故论不知三虚，工反为粗。帝曰：愿闻三实。少师曰：逢年之盛，遇月之满，得时之和，虽有贼风邪气，不能危之也。黄帝曰：善乎哉论！明乎哉道！请藏之金匮，命曰三实。然此一夫之论也。

黄帝曰：愿闻岁之所以皆同病者，何因而然？少师曰：此八正之候也。黄帝曰：候之奈何？少师曰：候此者，常以冬至之日，太一立于叶蛰之宫，其至也，天必应之以风雨者矣。风雨从南方来者，为虚风，贼伤人者也。其以夜半至也，万民皆卧而弗犯也，故其岁民少病。其以昼至者，万民懈惰而皆中于虚风，故万民多病。虚邪入客于骨而不发于外，至其立春，阳气大发，腠理开，因立春之日，风从西方来，万民又皆中于虚风，此两邪相抟，经气结代④者矣。故诸逢其风而遇其雨者，命曰遇岁露焉。因岁之和，而少贼风者，民少病而少死，岁多贼风邪气，寒温不和，则民多病而死矣。

黄帝曰：虚邪之风，其所伤贵贱何如？候之奈何？少师答曰：正月朔日，太一居天留之宫，其日西北风，不雨，人多死矣。正月朔日，平旦北风，春，民多死。正月朔日，平旦北风行，民病多者，十有三也。正月朔日，日中北风，夏，民多死。正月朔日，夕时北风，秋，民多死。终日北风，大病死者十有六。正月朔日，风从南方来，命曰旱乡⑤，从西方来，命曰白骨，将国有殃，人多死亡。正月朔日，风从东方来，发屋，扬沙石，国有大灾也。正月朔日，风从东南方行，春有死亡，正有朔，天利温不风，糴贱，民不病；天寒而风，糴贵，民多病。此所谓候岁之风，伤人也。二月丑不风，民多心腹病。三月戌不温，民多寒热。四月巳不暑，民多瘅病。十月申不寒，民多暴死。诸所谓风者，皆发屋，折树木，扬沙石，起毫毛，发腠理者也。

【注释】

①日作尚晏：晏，晚的意思。日作尚晏，指疟疾发作的时间，天天向后推迟。尚《诸病源候论》改为"常"字。

②其病稍益至：益至，《素问·疟论》、《甲乙》卷七

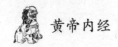

第五均作益早。指发病的时间逐渐提前，一天早于一天。

③膲理：膲，通焦。膲理，指皮肤肌肉的纹理。张志聪："理者，肌肉之文理，乃三焦通会之处，故曰焦理。"

④经气结代：指经脉之脉气，因非时的虚邪搏结所形成的代脉。《灵枢注征发微》："人之经气相结，而代脉见矣。"

⑤旱乡：《汉书·天文志》："南方谓旱乡"。此指从南方来的干旱之风。

【语译】

黄帝问岐伯说：医经中说，夏天被暑邪所伤，到秋天就发疟疾，发作有时间规律，这是什么原因？岐伯回答说：邪气从风府穴侵入后，沿着脊椎两旁向下行。卫气循行一日一夜后，均大会于风府穴，因邪气每天向下行一节脊椎，所以第二天疟疾的发作时间就向后推迟。由于邪气先客于脊背之内，卫气每次循行到风府时，腠理即开张，邪气乘机深入，疟疾即发作。这就是疟疾发作的时间每天向后延的原因。卫气每日大会于风府，而疟邪每日向下深入一节，第二十一天就下循到尾骶部，第二十二天进入脊内，注入伏冲之脉而向上行，循行九天后，向上出于左右缺盆的中间，由于疟邪每日向上行，所以疟疾发作的时间就一天比一天早。邪气深入搏击于五脏，横连于募原之间，其循行的道路已远，所在部位已深，循行速度已缓慢，因此疟疾不能每日发作，要积到第二天才发作。

黄帝说：卫气每次循行到风府，腠理就开张，邪气则乘机而入，使疟疾发作。但是卫气与疟邪每天在下一节脊椎相遇，并不在风府穴，为什么仍然发作？岐伯说："风邪所居部位并不固定，如果遇到卫气，正邪相争，必然使腠理开张，所以凡是邪气所侵犯的地方，就是发病的部位。

黄帝说：讲得好。风邪与疟邪是相类似的病邪，但风邪所致的证候常常持续出现，而疟疾的证候却只见按时发作与停止，这是为什么呢？岐伯说：风邪常停留于身体某处，疟邪则随经络深入，搏结于中，到了卫气与疟邪相遇出现正邪斗争的反应时，疟疾才发作。黄帝说：讲得好！

黄帝问少师说：我听说四时的八风侵犯人体，是因为寒暑变化异常而引起的。寒冷使人体皮肤致密，腠理密闭，暑热使人体皮肤松弛，腠理开泄。贼风邪气是在这种情况下乘机而入的呢？还是必须遇到四时八节反常气候才能伤害人体呢？少师回答说："不一定这样，有些贼风邪气侵犯人体没有时间规律，但一定要在人体肌腠开张时，才能乘虚深入，并很快侵入内脏，发病骤急，病情严重。如果人体腠理致密，邪气只能侵入浅表部位，发病比较迟缓。

黄帝说：有些时候天气寒温适度，人体腠理并不开疏。但仍有突然发病的，这是什么原因呢？少师回答说：你还不知道邪气侵犯人体的规律吧？虽然气候、起居正常，但腠理的开合疏密，是有一定的时间规律的。黄帝说：可以讲给我听听吗？少师说：人与自然界是密切相关的，人的生理活动与日月的运行是相应的。所以当月亮圆满时，海水盛于西方，人体气血旺盛，肌肉充实，皮肤致密，毛发坚韧，腠理闭固，皮脂布溢。这时虽然遇到贼风侵害，也是浅而不深的。到月亮亏缺的时候，海水盛于东方，人体气血偏虚，卫气不能固表，形体不得温煦，肌肉消减，皮肤弛缓，腠理开泄，毛发残落，肌肤纹理疏薄，皮脂剥落减少。这时若遇到贼风侵害，邪气就会深入于内，发病急暴。

黄帝说："有的突然死亡，有的人突然发病，这是什么原因？少师回答说：由于病人正气不足，又遇到三虚的影响，所以出现暴病暴死的情况；若是在三实的环境，就不会受邪气的侵害。黄帝说：希望听你讲讲三虚。少师说：在岁气不及的虚年，遇上月缺不全的日子，又逢上时令气候的反常，就容易受邪风伤害，这就是三虚。因此在医学理论方面如果不懂三虚致病的知识，就会成为治疗错误的粗工。黄帝说：希望听你讲讲三实。少师说：在岁气旺盛的年份，遇上月亮圆满的日子，再逢上调和的气候，虽有贼风邪气，也不能危害人体，这就是三实。黄帝说：

你讲得很好！道理讲得很明白！请让我把这些理论藏在金
匮之中。不过，上述只是指一个人的发病情况而言。

黄帝说：一年中有许多人得相同的病，我想听你说说
是什么原因。少师说：这需要观测八方气候的变化才能弄
清。黄帝说：怎样观测呢？少师说：观测的方法，通常以
冬至这一天为始起，这时斗柄指向正北方向，这天必有风
雨来临。如果风雨是从南方来的，是为虚风，也即能残贼
伤人的邪气。如果虚风是在夜半袭来的，此时人们均卧于
室内，不易受到侵犯，所以这一年生病的人就少。如果虚
风是白天袭来的，这时人们劳倦懒怠，卫外不固，多被虚
邪所侵犯，所以生病的人就很多。如果冬季虚邪侵犯机
体，深伏于骨而不发病，到立春时，机体阳气发泄，腠理
开张，再加上受西方来的虚邪侵袭，伏邪与新邪搏击于体
内，留结于经脉，交替着贼害人体。因此，在一年中屡受
风雨侵袭而生病，就叫做遇岁露。如果一年四季气候调
和，很少有贼风伤人，生病的人就少，因病死亡的人也
少。如果一年中常有贼风邪气出现，气候寒温不调，患病
和因病死亡的人就多。

黄帝说：虚邪贼风伤人的程度怎样？应当怎样判断？
少师回答说：在正月初一日，北斗星的斗柄指向东北方，
这一天如果刮西北风而不下雨，人们多会生病死亡。正月
初一这一天清晨刮北风，到春天人们多会生病死亡，死亡

的可达十分之三。若这天中午刮起北风，到了夏季，人们多生病死亡。若这一天傍晚刮起北风，到秋天人们多生病死亡。若该日整天刮北风，得大病而死者可达十分之六。正月初一日，若风从南方刮来，叫做旱乡，风从西方刮来，叫做白骨。这两种情况预示国家将面临大的灾难，人们将大批死亡。正月初一日，若风从东方刮来，掀翻房屋，飞沙走石，预示国家将有大的灾祸。正月初一日，风从东南方刮来，到春天人们可能会生病死亡。正月初一日，天气温和，不刮风，是年景丰收、粮食价贱的征兆，人们生病少。如果这天天气寒冷而起风，是年景欠收、粮食价贵的征兆，人们多会生病。这些就是预测一年之中虚风贼邪伤害人体的情况。如果二月丑日不起风，人们多患心腹病。三月戌日不温暖，人们多得寒热病。四月巳日不炎热，人们多患瘅热病。十月申日不寒冷，人们多患急病而突然死亡。上述各种风邪，都是指毁损房屋，折断树木，飞沙走石的狂风，因此能使人毫毛竖起，腠理开泄而患病。

大惑论第七十九

【题解】

惑，迷乱眩晕的意思；大，形容其严重。文中主要论述了登高时发生精神迷惑、头目眩晕的道理，故篇名为"大惑论"。

【原文】

黄帝问于岐伯曰：余尝上于清冷之台①，中阶而顾，匍匐②而前，则惑。余私异之，窃内怪之③，独瞑独视，安心定气，久而不解，独转独眩，披发长跪④，俛而视之，后久之不已也。卒然自止，何气使然？

【注释】

①清冷之台：指很高的台。《类经》十八卷第八十一注："台之高者其气寒，故曰清冷之台。"

②匍匐（púfú 蒲伏）：伏行的样子，即手足并行，身体贴近地面。

③怪之：《太素》卷二十七七邪注："小怪曰异之，大异曰怪之。"

④披发长跪：披发，披散开头发。跪，古以两膝着地腰股挺直为跪。披发以舒缓精神，跪地以免站立眩惑摇摇欲倒的危险，应前"匍匐而前"之义。按：若依上校语第②以"长跪"为"跣足"之误，则"跣足"为赤脚之谓，与"披发"俱为缓形定志之举，与《素问》四气调神大论"披发缓形，以使志生"之旨相合。兹暂从"长跪"作释。

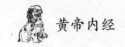

【语译】

黄帝问岐伯说：我曾经攀登很高的清冷之台，走到台阶中层，向四处观望，再伏身前行，就感到眼花迷乱，我内心觉得奇怪，尽管自己闭目宁神，然后再张目试看，平心静气，力求镇定下来，但很久不能解除，仍然头转目眩，虽然披开头发，赤脚而行，力求形体舒缓，使精神轻快，但当向下俯视时，

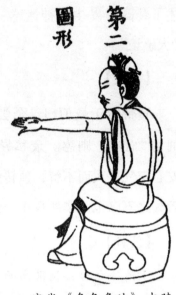

宋代《急备灸法》中骑竹马图中的第二图形

眩晕仍经久不止。可是这种症状在突然之间却又自动地消失。这是什么原因造成的呢？

【原文】

岐伯对曰：五脏六腑之精气，皆上注于目而为之精①。精之窠为眼②，骨之精为瞳子③，筋之精为黑眼④，血之精为络④，其窠气之精为白眼⑥，肌肉之精为约束⑦，裹撷⑧筋骨血气之精而与脉并为系，上属于脑，后出于项中。故邪中于项⑨，因逢其身之虚，其入深，则随眼系以入于脑，入于脑则脑转，脑转则引目系急，目系急则目眩以转矣。邪其精⑩，其精所中不相比也⑪则精散，精散则视歧，视歧见两物。目者，五脏六腑之精也，营卫魂魄之所常营⑫也，神气之所生也。故神劳则魂魄散，志意乱，是故瞳子黑眼法于阴，白眼赤脉⑬法于阳也。故阴阳合揣而精明也。目者，心之使也，心者，神之舍也⑭，故神分精乱而不揣。卒然见非常之处，精神魂魄，散不相得，故曰惑也。

【注释】

①上注于目而为之精：这里的"精"字，是指眼睛具有精明视物的作用。《太素》卷二十七七邪注："五脏六腑精液，及脏腑之气清者上升注目，以为目之精也。"《类经》十八卷第八十一注："为之精，为精明之用也。"二注可合参。

②精之窠为眼：《类经》十八卷第八十一注："窠者，窝穴之谓。眼者，目之总称。"这是说眼窝中脏腑精气结聚，便形成为眼睛。

③骨之精为瞳子：瞳子，就是瞳孔，也叫瞳神和水轮。《类经》十八卷第八十一注"骨之精主于肾，肾属水，其色玄，故瞳子内明而色正黑。"

④筋之精为黑眼：黑眼，即瞳子外围黑睛部分，又叫风轮。肝主筋，以曲直（屈伸）为用，而黑眼的展转活动，属于肝筋的精气，所以说筋之精为黑眼。

⑤血之精为络：络，指目眦内血络，也叫血轮。《类经》十八卷第八十一注："络，脉络也。血脉之精主于心，

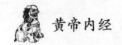

心色赤，故眦络之色皆赤。"

⑥其窠气之精为白眼：窠，指眼窝。白眼，即白眼球部分，又叫气轮。《类经》十八卷第八十一注："气之精主于肺，肺属金，故为白眼。"

⑦肌肉之精为约束：约束，指眼胞，又叫肉轮。《类经》十八卷第八十一注："约束，眼胞也，能开能阖，为肌肉之精，主于脾也。"

⑧裹撷（xié 协）：裹，包罗。撷，同襭，就是用衣襟收裹东西。裹撷，是形容眼胞包裹着整个眼睛的作用。《类经》十八卷第八十一注："以衣衽收物谓之撷。脾属土，所以藏物，故裹撷筋骨血气四脏之精，而并为目系。"

⑨邪中于项：《类经》十八卷第八十一注："邪气中于风府、天柱之间。"

⑩邪其精：这里的"邪"字。同"斜"。不正之意。"精"，指眼睛。邪其精，《类经》十八卷第八十一注："目系急则目眩睛斜。"按：张介宾之意，"邪其精"即指"眼斜"而言。

⑪其精所中不相比也：即视岐症，将一物看成两物，影象因之模糊。《类经》十八卷第八十一注："视岐失正，则两睛之所中于物者，不相比类，而各异其见，是以视一为两也。"

⑫营：寓居的意思。

⑬赤脉：指血络。孙鼎宜曰："赤脉，谓络也。"

⑭目者，心之使也，心者，神之舍也：是说眼睛视物的活动能力，受心神所支配。《类经》十八卷第八十一注："精神虽统于心，而外用则在目，故目为心之使，心为神之舍。"

【语译】

岐伯回答说：五脏六腑的精气，都上注于眼部，从而产生精明视物的作用。所以眼窝内精气的结晶，便形成为眼睛，其中骨之精主于肾，注于瞳子部分，筋之精主于肝，注于黑眼部分，血之精主于心，注于内外眦血络部分，气之精主于肺，注于白眼部分，肌肉之精主于脾，注于眼胞部分，上下眼胞包裹着筋、骨、血、气的精气，与脉络合并，而形成目系，上连属于脑，后出于项部的中间。若邪气侵入项部，乘人体虚弱，它就能够随着目系深入脑部，邪入于脑，便发生头昏脑转，从而引起目系紧急，出现两目眩晕的症状。由于眼斜不正，眼睛所看到的东西，影象不相统一，以致精神分散，出现视歧，把一物看成两物。人的眼睛，即是脏腑的精气所形成，也是营、卫、气、血、精、神、魂、魄经常通行和寓藏的所在，其精明视物的功能，主要出于神气的生养。所以人在精神过于疲劳的时候，就会使魂魄意志散乱，眼睛也就没有神气。眼的瞳子属肾，黑眼属肝，二者都是阴脏的精气所

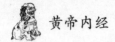

生；白眼属肺，赤脉属心，二者都是阳脏的精气所在。由
于阴阳精气抟合，所以目能清晰地视物。特别是眼睛的视
觉活动，主要受心的支配，这是因为心主藏神的缘故。所
以精神散乱，阴阳精气便不相抟合。因此，人在居高临下
的时候，突然见到异常的情景，就会引起心神散乱，魂魄
不安，所以发生眩惑。

【原文】

黄帝曰：余疑其然。余每之东苑①，未曾不惑，去之
则复，余唯独为东苑劳神乎？何其异也？岐伯曰：不然
也。心有所喜，神有所恶②，卒然相感，则精气乱，视误，
故惑，神移乃复，是故间③者为迷，甚者为惑。

【注释】

①东苑：《太素》卷二十七七邪注："清冷之台在
东苑。"

②心有所喜，神有所恶：《类经》十八卷第八十一注：
"偶为游东，心所喜也，忽逢奇异，神所恶之。"

③间：《太素》卷二十七七邪注："间，轻也。"

【语译】

黄帝说：我怀疑你所说的道理。因为我每次去东苑登
高游览，没有一次不发生眩晕迷惑的，离开那里，就恢复
正常，难道说我唯独在东苑的地方才劳神吗？为什么会出

现这种异常的情况呢？岐伯说：不是这样。偶而登高游览，心情本是愉快的，但遇到异常的情景，往往使精神觉得厌恶，由于突然间喜恶交感，使精神一时散乱，所以视觉不正常而发生眩惑。待离开了当时的环境，精神也就转移，恢复正常状态。总之，出现这种症状，较轻的仅是精神一时迷糊，有如不辨方向之感，较重的眼花缭乱，即所谓眩惑。

【原文】

黄帝曰：人之善忘者，何气使然？岐伯曰：上气不足，下气有余，肠胃实而心肺虚①。虚则营卫留于下，久之不以时上，故善忘也②

【注释】

①上气不足……心肺虚：《太素》卷二十七七邪注："心肺虚，上气不足也。肠胃虚，下气有余也。"《类经》十八卷第八十一注："下气有余，对上气不足而言，非谓下之真实也。"二注可合参。

②虚则营卫留于下……故善忘也：《类经》十八卷第八十一注："心肺虚于上，营卫留于下，则神气不能相周，故为善忘，阳衰于上之兆也。"

【语译】

黄帝说：人若健忘，是什么原因使得这样呢？岐伯说：上气不足，是心肺虚；下气有余，是肠胃实。由于心肺气虚，就会使营卫之气留滞于肠胃间，经久不能及时向上宣达，因而神气失养不能周全，所以发生健忘。

【原文】

黄帝曰：人之善饥而不嗜食者，何气使然？岐伯曰：精气并于脾，热气留于胃，胃热则消谷，谷消故善饥。胃气逆上，则胃脘塞，故不嗜食也。

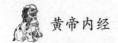

五位相得各有合图，选自宋代佚名辑《周易图》

【语译】

黄帝说：人若容易饥饿而不想饮食，是什么原因使得这样？岐伯说：饮食入胃，化生精气，归并于脾，阳热之气则稽留于胃。如胃中燥热过盛，消化力就增强，所以容易饥饿；再由于胃气上逆，失于和降，则胃脘滞塞，难以受纳，所以不欲饮食。

【原文】

黄帝曰：病而不得卧者，何气使然？岐伯曰：卫气不得入于阴，常留于阳，留于阳则阳气满，阳气满则阳跷盛，不得入于阴则阴气虚，故目不得瞑矣①。

【注释】

①卫气不得入于阴……故目不得瞑矣：《类经》十八卷第八十三注："卫气昼行于阳，夜行于阴，行阳则寤，行阴则寐，此其常也。若病而失常，则或留于阴，或留于阳，留则阴阳有所偏胜，有偏胜则有偏虚，而寤寐亦失常矣。"

【语译】

黄帝说：因病而不能安眠的，是什么原因引起这样呢？岐伯说：卫气昼行于阳，则神出于目而入醒；夜行于阴，则神敛于脏而入睡。如果卫气不得入于阴分，常留在阳分，就会使在外的阳气充满，相应的，阳跷脉也就偏盛；卫气既不得入于阴分，就形成阴气虚，阴虚不能敛阳，所以不能闭目安睡。

【原文】

黄帝曰：病目而不得视者，何气使然？岐伯曰：卫气留于阴，不得行于阳，留于阴则阴气盛，阴气盛则阴跷满，不得入于阳则阳气虚，故目闭也。

【语译】

黄帝说：因得病而目不得视物，是什么原因引起的？岐伯说：由于卫气留滞在阴分，不得外行于阳分，留滞在

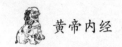

阴分就使阴气偏盛，阴跻脉因此而盛满，卫气既不得行于阳分，便形成阳虚，以致阴盛于内，阳虚于外，所以喜闭目而不欲开目视物。

【原文】

黄帝曰：人之多卧者，何气使然？岐伯曰：此人肠胃大而皮肤涩，而分肉不解焉。肠胃大则卫气留久，皮肤涩则分肉不解，其行迟①。夫卫气者，昼日常行于阳，夜行于阴②，故阳气尽则卧，阴气尽则寤。故肠胃大，则卫气行留久；皮肤涩，分肉不解，则行迟。留于阴也久，其气不精，则欲瞑，故多卧矣。其肠胃小，皮肤滑以缓，分肉解利，卫气之留于阳也久，故少卧焉。

【注释】

①肠胃大则卫气留久，皮肤涩则分肉不解，其行迟：这是说卫气的运行，留在内脏的时间较多，而在体表的时间较少。《类经》十八卷第八十三注："卫气留于阴分者久，行于阳分者少。阳气不精，所以多瞑卧也。今人有饱食之后，即欲瞑者，正以水谷之悍气，暴实于中，则卫气盛于阴分，而精阳之气，有不能胜之耳。"

②夫卫气者……夜行于阴：沈又彭《医经读》平集："昼行阳，夜行阴，此阴阳，非指经络言，乃指外内言也。盖脉在分肉之间，营行脉中，卫即行乎脉外。无论阴经阳经，卫气浮上而行者，即行于阳也；沉伏而行者，即行于

阴也。行于阳则表实，故昼日体耐风寒；行于阴则表虚，故夜卧不耐风寒，此其验也。"

【语译】

黄帝说：有的人多嗜睡，是什么原因所致？岐伯说：这一类人肠胃较大，而皮肤滞涩，分肉之间不滑利。由于肠胃较大，卫气稽留的时间就比较长久；皮肤滞涩，分肉不滑利，卫气运行于外也就迟缓。卫气循行的常规，是昼行于阳，夜行于阴。当卫气行于阳分已尽，由表入里时，人便入睡；卫气行于阴分已尽，由里出表，人便觉醒。既然人的肠胃道较大，卫气在内稽留的时间，就比较长久；再兼皮肤滞涩分肉不滑利，因此卫气运行于体表也就迟缓。由于卫气久留阴分，阳气内敛，使精神不能振作，所以闭目嗜眠，困倦多卧。至于肠胃较小的人，皮肤滑润松缓，分肉之间通利，因此，卫气行于阳分的时间也比较长久，阳气外张，使精神易于振奋，所以人少睡眠。

【原文】

黄帝曰：其非常经也，卒然多卧者，何气使然？岐伯曰：邪气留于上臁，上臁闭而不通，已食苦饮汤，卫气久留于阴而不行，故卒然多卧焉。

【语译】

黄帝说：有的人不是经常好睡，而是突然多喜睡眠，

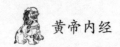

这种现象是什么原因所致？岐伯说：这是因为有邪气留滞在上焦，使上焦闭阻不通，又因饱食之后，暴饮汤水，迫使卫气留滞在肠胃之内，卫气久留于阴分，而不能外行于阳分，所以突然多卧嗜睡。

【原文】

黄帝曰：善。治此诸邪。奈何？岐伯曰：先其脏腑，诛其小过①，后调其气，盛者泻之，虚者补之，必先明知其形志之苦乐②，定乃取之。

【注释】

①诛其小过：诛，是除去的意思。小过，指轻微的病邪。这是说上述诸证，虽邪微病轻，但必先治除。

②形志之苦乐：指患者的精神状态和生活环境。张志聪："盖志者，精神魂魄意志也；形者，营卫血气之所营也。故志苦则伤神，形劳则伤精气矣。"《类经》十八卷第八十三注："苦者忧劳，多伤心肺之阳；乐者纵肆，多伤脾肾之阴，必先定见，然后可以治之。"二注可并参。

【语译】

黄帝说：讲得很好。上述这些病症怎样治疗呢？岐伯说：治疗这些病症，首先观察脏腑，辨明病变的所在，虽然邪微病轻，也必须先除其邪，随后再调理其营卫之气，邪气盛的用泻法，正气虚的用补法。对于患者形体的劳逸，情志的苦乐，必先了解清楚，然后作出诊断，有了定见，才可着手治疗。

痈疽第八十

【题解】

痈、疽，是外科疾病中的两类病证。文中专门论述了痈疽的成因、表现、治疗及预后等，故篇名为"痈疽"。

【原文】

黄帝曰：余闻肠胃受谷，上焦出气，以温分肉，而养骨节，通腠理；中焦出气如露，上注溪谷，而渗孙脉，津液和调，变化而赤为血。血和则孙脉先满溢，乃注于络脉，皆盈，乃注于经脉。阴阳已张，因息乃行，行有经纪。周有道理，与天合同，不得休止。切而调之，从虚去实，写则不足，疾则气减，留则先后。从实去虚，补则有余，血气已调，形气乃持。余知血气之平与不平，未知痈疽之所从生，成败之时。死生之期，有远近，何以度之？可得闻乎？岐伯曰：经脉留①行不止，与天同度，与地合纪。故天宿失度，日月薄蚀，地经失纪，水道流溢，草萱不成②，五谷不殖，径路不通，民不往来，巷聚邑居，则别离异处。血气犹然，请言其故。夫血脉营卫，周流不休，上应星宿，下应经数。寒邪客于经络之中则血注，血

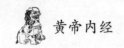

注则不通，不通则卫气归之，不得复反，故痈肿。寒气化为热，热胜则腐肉，肉腐则为脓。脓不写则烂筋，筋烂则伤骨，骨伤则髓消，不当骨空，不得泄泻，血枯空虚，则筋骨肌肉不相荣，经脉败漏，熏于五藏，藏伤故死矣。

黄帝曰：愿尽闻痈疽之形，与忌、日、名。岐伯曰：痈发于嗌中，名曰猛疽。猛疽不治，化为脓，脓不写，塞咽，半日死。其化为脓者，写则合豕膏，冷食，三日而已。

发于颈，名曰夭疽。其痈大以赤黑，不急治，则热气下入渊腋，前伤任脉，内熏肝肺。熏肝肺十余日而死矣。

阳留大发③，消脑留项，名曰脑烁。其色不乐，项痛而如刺以针。烦心者，死不可治。

发于肩及臑，名曰疵痈。其状赤黑，急治之，此令人汗出至足，不害五藏。痈发四五日，逞焫之。

发于腋下赤坚者，名曰米疽，治之以砭石，欲细而长，疏砭之，涂以豕膏，六日已。勿裹之。其疽坚而不溃者，为马刀、挟瘿，急治之。

发于胸，名曰井疽。色青，其状如大豆，三四日起，不早治，下入腹不治，七日死矣。

发于膺，名曰甘疽，其状如谷实菰蓏，常苦寒热，急治之，去其寒热，十岁死，死后出脓。

发于胁，名曰败疵。败疵者，女子之病也，灸之，其病大痈脓，治之，其中乃有生肉，大如赤小豆，到蘦翘草根各一升，以水一斗六升，煮之，竭为取三升，则强饮，厚衣坐于釜上，令汗出至足也。

发于股胫，名曰股胫疽。其状不甚变，而痈脓搏骨，不急治，三十日死矣。

发于尻，名曰锐疽。其状赤坚大，急治之，不治，三十日死矣。

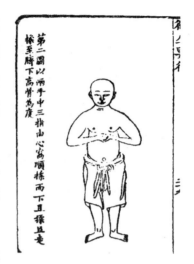

清代潘霨《却病延年导引图》之第二图

发于股阴，名曰赤施。不急治，六十日死。在两股之内，不治，十日而当死。

发于膝，名曰疵痈。其状大痈，色不变，寒热，如坚石，勿石，石之者死，须其柔，乃石之者生。

诸痈疽之发于节而相应者，不可治也。发于阳者百日死，发于阴者三十日死。

发于胫，名曰兔啮④。其状赤至骨，急治之，不治害人也。

发于内踝，名曰走缓。其状痈也，色不变，数石其输，而止其寒热，不死。

发于足上下，名曰四淫。其状大痈，急治之，百

1499

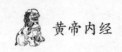

日死。

发于足傍，名曰厉痈。其状不大，初如小指发，急治之，去其黑者，不消辄益，不治，百日死。

发于足指，名脱痈。其状赤黑，死不治；不赤黑，不死。不衰，急斩之，不则死矣。

黄帝曰：夫子言痈疽，何以别之？，岐伯曰：营卫稽留于经脉之中，则血泣不得行，不行则卫气从之而不通，壅遏而不得行，故热。大热不止，热胜则肉腐，肉腐则为脓，然不能陷，骨髓不为焦枯，五藏不为伤，故命曰痈。

黄帝曰：何谓疽？岐伯曰：热气淳盛，下陷肌肤，筋髓枯，内连五藏，血气竭，当其痈下，筋骨良肉皆无余，故命曰疽。疽者，上之皮夭以坚，上如牛领之皮；痈者，其皮上薄以泽。此其候也。

【注释】

①留：应作溜，流动的意思。

②草萱不成：即草木枯萎，不能生长。

③阳留大发：留，《太素》卷二十六作"气"，为是。阳气大发，指痈热之邪急剧亢进。

④兔啮（niè 聂）：啮即咬。因本病之症状，如同被兔啮咬之状，故名兔啮。

【语译】

黄帝说：我听说肠胃受纳谷物，卫气从上焦出发，散布到体表，以温润肌肉，涵养骨骼关节，开通腠理。营气从中焦出发散布并营养全身，就象雨露滋润草木一样，它上行注入溪谷，即分肉之间的会合处，渗透到细小的孙脉里，津液和调，于是变化成为红色的血液。血行和顺，首先充满孙脉。然后注入络脉，络脉注满之后，才注入经脉。阴阳经脉营卫血气已经变得充实，才能随着呼吸的节奏运行。营卫血气的运行有一定的秩序，周游循环有一定的规律，与天体的运行一致，周而复始，永无休止。应当专注地调理虚实，用泻的方法治实证，泻得过份将导致正气不足。快出针可使邪气减退，久留针可补正气不足。用补的方法治虚证，补得过分将导致邪气反盛。血气虚实调和，形体和精神才能互相保守而不相失。我已经知道血气平衡与不平衡的道理，但还不知道痈疽生成的原因，治疗成败的时机，死生远近的期限，怎么才能断得准确呢？可以说来听听吗？

岐伯说：经脉的流动，永无休止，与天体的运行同一规律，与大地的转动一个道理。所以，天上的日月星辰失去了固有的运行规律，就会出现日食月食这些异常的天象；大地的大江河失去了原来的通道，就会水流泛滥，草木不生，五谷不长，路途不通，人民不能互相往来，里巷村落，被洪水分割包围，别离异处。人体的血气也是这样，请让我讲讲其中的道理。血液经脉营气卫气，循环不

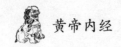

止，上与星宿相应，下与江河相合，邪气滞流在经络之中，血液就凝涩，血液凝涩就不通，血液不通，血气就蕴积不畅，血液不能往来流动，所以痈疽。寒气久郁转化为热气，热气太盛就会腐烂肌肉，肌肉腐烂就化成脓，脓不能排泄就腐烂筋，筋腐烂就伤骨，骨受伤，骨髓就消失。如果痈肿不在骨节的空隙处，骨中的热毒不能排泄，因而血液日益枯竭空虚，使筋骨肌肉得不到营养，经络坏死，脉气泄漏，热毒薰蒸五脏，五脏受到损伤，人也就死了。

黄帝说：希望详细了解痈疽的形状，患痈疽的死生忌日以及痈疽的名称。岐伯说：痈疽长在咽喉里面的，因毒势猛烈，名叫猛疽。猛痈不治愈，就化成脓，脓不排出，就会堵塞咽喉，半天就会死人。如果已经化脓，把脓排除之后，再把猪油含在口里，不要急忙吞下，使疮口得到滋润，三天就会好。

痈疽长在左右颈上耳后一寸三分致命之处，难治易死，名叫夭疽。如果痈疮较大而呈赤黑色，不及时治疗，热毒就会下行走入腋下三寸的渊腋穴，前面会伤及任脉，里面会薰蒸肝肺，薰蒸肝肺，十几天就会死人。

热邪大发，滞留在项部，能消烁脑髓，名叫脑烁。病色深沉，项部剧痛如用针刺，如果心情烦躁，是不能治愈的死症。

痈疽长在肩胛和上臂，浮浅如疵，名叫疵痈。呈赤黑色，应及时治疗。这种痈疽，能使人出汗直至足部，但不会伤害五脏。发病后五天即可治愈，应尽快用灸法治疗。

痈疽长在腋下，色赤而坚硬的，名叫米疽。应当用石针治疗，针要细而长，细不伤肉，长能深刺，稀稀地针刺患处，然后用猪油涂上，六天就会好，不必包裹。如果痈疮坚硬而不溃散的，这是马刀挟瘿，应尽快治疗。

痈疽长在胸部，名叫井疽。形状如象大豆，三四天即发病，不及早治疗，就会下行至腹部，再不治疗，七天就会死人。

痈疽长在膺部，即两乳之间，名叫甘疽。病色发青，形状象榖实和瓜蒌，时常发寒发热得厉害，应当赶快治疗，排除寒热，不治愈，十天就会死，死后出脓。

痈疽长在胁部，名叫败疵。败疵是女子的病，时间长了，痈疮较大而且化脓，中间长出肉芽，大的象赤小豆。治疗时，用切断的菱角、连翘的根各

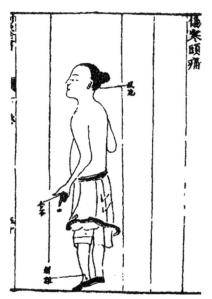

明万历刊本《杨敬斋针灸全书》针灸方图中的伤寒头痛取穴图

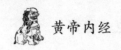

一升，用水一斗六升煮，煮干到只剩三升时，强迫饮下，加厚衣服，坐在盛有热汤的锅上，使汗水流出直到脚背，即可痊愈。

痈疽长在大小腿上，名叫股胫疽。形状不会发生大的变化，痈疽化脓贴近骨骼，不尽快治疗，三十天就会死人。

痈疽发生在屁股骶骨名叫锐疽，又叫鹊口疽，色赤，坚硬，肿大，应赶快治疗。不治疗，三十天就会死人。

痈疽发生在阴股，即大腿内侧，因有火毒，名叫赤施，不赶快治疗，六十天就会死人。如两阴股都长疽，不治疗，十天就会死人。

痈疽长在膝盖上，名叫疵疽。形状较大，颜色不变，发寒发热而且坚硬，不要用砭石刺治。如果用砭石刺治，会死人的。要等到痈疮变软时，再用砭石刺治，就可得救。

长在关节上的各种痈疽，如有内外、上下、左右的反应的，是不治之症。长在三阳经经过的部位，毒浅在腑，百天之内会死人；长在三阴经经过的部位，毒深在脏，三十天就会死人。

痈疽长在小腿上，名叫兔啮，外形红肿，毒深至骨，应赶快治疗，如不治疗，会危及生命。

痈疽长在内踝上，因邪留在脉上不移动，所以名叫走缓。形状是痛，但肉色不变。应当用石针多次刺穴位，使发寒发热的症状消退，没有死人的危险。

痈疽长在脚背和脚心上，名叫四淫。形状象大痈，如不赶快治疗，一百天就会死人。

痈疽长在脚的旁边，名叫厉痈。形体不大，初发生时如小指。发病后，应赶快治疗，消除其黑色。如黑色不消退，就会一天天加重，那就没法治了，一百天就会死人。

痈疽长在脚趾上，名叫脱痈。如呈赤黑色，是不能治愈的死症；如没有赤黑色，就不会死人。经过治疗无好转，应赶快砍断患病的足脚，如不砍断，毒气危及脏，会死人的。

黄帝问：先生讲痈疽，痈和疽怎么区别呢？岐伯说：营气稽留在经脉之中，血就凝涩而不流通。血不流通，卫气因而也不流通，被堵塞住而不能运行，所以发生毒热。如毒热不消退，热气太盛，肌肉就腐烂，肌肉腐烂就化成脓。但这种热毒还只是停留在表浅部位，没能深入骨髓，骨髓不会变枯焦，五脏也不会受到伤害，所以名叫痈。

黄帝问：什么叫疽？岐伯说：热毒重而大，深陷至肌肤之下，筋髓枯萎，连及五脏也随之萎缩，血气枯竭。正当痈疮的下面，筋骨好肉不复存在，所以名叫疽。疽的特征是，上面的皮肤暗淡无光，坚硬，状如牛颈项上的皮。痈的特征是，上面的皮肤薄而光泽。这就是痈和疽的区别。

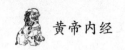

《黄帝内经》医术临证切要

《黄帝内经》与临床理论研究

一、《黄帝内经》与临床

《黄帝内经》（简称《内经》），是我国现存最早的一部医学典籍。说是"现存"，是因为与《内经》同时期存在的经典著作，还有其他若干部，我们在《汉书·艺文志》中看到，除了《内经》之外，还记载有《黄帝外经》、《扁鹊内经》、《扁鹊外经》、《白氏内经》、《白氏外经》等。但是这些书籍早已失传，现在仅存《黄帝内经》。说"最早"、"典籍"，因为有些医学文献，如1973年在湖南省马王堆出土的《五十二病方》、《足臂十一脉灸经》等，从写作时间上考证，很可能比《内经》还要早，但这些文献却不能称为"经典"。因此说《内经》是我国现存最早的一部医学典籍。

之所以称之为"经典",是因为它记载了丰富的内容,包含着精湛的医学理论、多彩多样而行之有效的治疗技术与保健方法,具备了完整的理论体系。千百年来指导着中医学的发展,为学习中医的必读之书,至今仍然是高等中医院校本科大学生的必修课,也是某些硕士研究生和博士研究生的必修或选修课程。

然而,在相当一部分中医同道尤其是青中年朋友的脑海里边,这部《内经》似乎仅是深奥无比甚至望而生畏的理论著作,或者虽然承认它能够指导临床实践,但却无从下手,不知道怎样把它与临床实践结合起来,从而迅速提高治疗水平。因此,有必要谈谈《内经》与临床关系的某些认识和方法问题。

(一)关于内经学

《内经》由《素问》和《灵枢》两部分共 162 篇文章组成。其成书时代,任应秋先生在《内经研究论丛》一书中指出:"《素问》的成书,基本可以肯定是战国至东汉一段时间,经过多数医学逐渐汇集而成,这是就笔之于书而言。至于其学术思想,以及许多内容的流传,应当说要比这早得多。""《灵枢》和《素问》一样,基本上成书于战国时代,只是个别篇卷,渗入了汉代的东西。"从战国

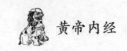

至东汉是相当长的历史时代，可见《内经》一书，绝非出自一人之手，亦非一时之作。

《内经》所载内容十分广泛，理论至为精湛，具备了完整的理论体系，因此不能把它单纯地看作是一部书，而是一门独立的学科——《内经》学。该学科的内容，仍可从任应秋先生草拟的《＜内经＞）学写作规划》中看出，即"除从医学本身的理论体系对《素问》、《灵枢》作进一步探讨外，更将分别运用章句学、训诂学、校勘学、音韵学、注疏学、版本学；哲学方面的唯物论、辩证法；自然科学方面的天文学、气象学、历法学、生物学、系统论等进行细致的研究。"

对于中医队伍的大多数尤其是中青年临床医生来说，有关《内经》学的各个方面虽然均应有所了解，但首先应该明确的则是《内经》在中医学发展中的地位，以及如何掌握它的主要理论和治疗技术，以期在临床实践中加以运用，取得卓越疗效，为患者解除疾苦。

（二）来源于实践，指导医学发展

《内经》来源于古代先民们的实践，除生活、生产和医疗实践外，还包括其他的科学实践。《素问·异法方宜论》说：东方沿海一带，盛产鱼盐，其民食鱼而嗜咸，但鱼易使人产生内热，而盐能胜血，所以多发疮疡之病，而

适宜用砭石来治疗，故砭石治疗之术先在东方发展，逐渐
向其他地方推广开来；西方地势高而多风，其地之人食物
华美，病生于内，适宜用药物治疗，因而药物疗法先在西
方盛行，逐渐传向其他地方；南方多湿热，人们喜欢吃发
酵过的食物，易生挛痹之类疾病，适宜用针刺法治疗，故
针刺之术先从南方发展起来，而传向他方；北方多寒，人
们以游牧为主，多食乳类，因而容易产生内寒腹胀之类疾
病，适宜用灸法治疗，所以艾灸疗法发源于北方，渐次传
向其他地域；中央地区，物产丰富，民众的食物种类繁
多，而体力活动较少，故易产生痿厥之类疾病，适宜用导
引按𫏋方法治疗，因此导引按𫏋疗法首先在中央地区发展
起来，而传向四方。这篇文章既正确地道出了各种治疗技
术，皆来源于生活、生产和医疗实践，通过互相交流而不
断丰富的医学发展之路，又阐述了一条重要的治疗原则
——因地、因人制宜。

　　《内经》所载不单是医学，还包含着天文学、历法学、
气象学、生物学等学科的内容。可以认为，《内经》是应
用多学科研究医学的典范。但有一个似乎矛盾的现象，即
古代自然科学处在相当"初级"的情况下，而《内经》
中却有很多精湛的论断，不少论点至今仍颇具启发性。例
如：从时间节律方面来研究人体生命活动的现代"时间生
物医学"，仅是近几十年才发展起来的新学科，但是有关

人类以及生物生命活动的节律，在两千年前写成的《内经》中，已有了相当精细的论述。从六十年节律、到一年节律、四季节律、日节律、昼夜节律、十二时辰节律、一直到营卫二气运行的 1/50 日节律，均有明确记载，并且详细地论述了在不同时间阶段中，生物尤其是人类的各种生理和病理变化。最近出版的《内经多学科研究》认为"全部生物医学的科学内涵，《内经》几乎都有所反映。它包含了现代生物医学的基本内核……是我国古代对生命科学中时间生物学的重大贡献"，这一评价并非过誉。又如《素问·上古天真论》说男 16 岁、女 14 岁"天癸至"，才具有生殖能力，至老年"天癸竭"便失去了生育能力。"天癸"既非男精，又非女子月事，是什么呢？西医学的发展，正可说明它可能是促性腺激素或促性腺生成激素。在《内经》时代，虽然不可能在实验室中发现此物质，但明确地知道它的存在，而以"天癸"

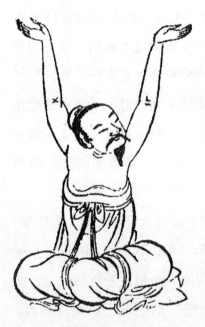

明代高濂《遵生八笺》陈希夷导引坐功图中的寒露九月节坐功图

名之。之所以出现这种自然科学水平与精确论断之间似乎矛盾的现象，是因为《内经》作者在直接经验的基础上，广泛吸收其他学科的研究成果，并充分利用当时已经具备的医学以及哲学等理论，做出了合乎逻辑推推论，或称之为"科学猜想。"这些推论，经过千百年的实践检验，不断得到证实，及至今天仍吸引着医学界和其他学科的专家，对它进行广泛而深入的研究，并且取得了丰硕的成果。

从《内经》以降两千多年的中医学发展史中，我们看到，尽管在理论与临床技术各个方面都有了极大的发展，形成了各家学派，但究其渊源，却无不以《内经》为基础。医圣张仲景明言，他的著作"撰用《素问》、《九卷》（即《灵枢》）"，其书中所用各种治法，几乎可以全部从《内经》中找到出处。《素问·阴阳应象大论》："形不足者温之以气，精不足者补之以味，其高者因而越之，其下者引而竭之，中满者泻之于内，其有邪者渍形以为汗，其在皮者汗而发之"一段话，可以说是仲景所立各种治法的总提纲。如金匮肾气丸温形之不足，当归生姜羊肉汤补精血之亏，瓜蒂散越上焦有形之邪，硝黄及蜜煎导引下焦之结实，麻桂发汗以散其表，诸泻心汤以泻其中满等。晋·皇甫谧对针灸学发展作出了重大贡献，所著《甲乙经》全宗《内经》，而将《内经》有关针灸内容加以归类整理。

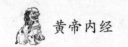

唐代孙思邈被后人尊为"药王",所撰《千金方》虽系方书,却处处以《内经》为依据,首卷第一篇《大医精诚》虽仅有239字,却反复申明"凡欲为大医,必须谙《素问》、《甲乙》、《黄帝针经》(即《灵枢》)","不读《内经》则不知有慈悲喜舍之德。"

"金元四大家"在学术上各有贡献,刘完素主火论,即本《至真要大论》病机中以火热为最多,所著《素问玄机原病式》是其代表作,全书逐条阐述了"病机十九条",而补充"诸涩枯涸,干劲皴揭,皆属于燥;李东垣本《内经》脾胃为"五脏六腑之海"、"脏腑之大源"的观点,撰《脾胃论》,而为补土派之宗师;张从正是"攻邪论"的代表,他认为病邪由外而入,或由体内而生,留而不去是一切病症之由,因而认为治疗疾病,首先应攻去病邪。这个观点正是依据"百病之始生也,皆生于风雨寒暑,清湿喜怒"(《百病始生》)以及"病气衰去,归其所宗,此治之大体"(《至真要大论》)等论述。至于他所娴于运用的汗、吐、下三法,亦源于《内经》"其高者因而越之,其下者引而竭之","其在皮者汗而发之"之论;朱丹溪是滋阴派的大家,其学术观点则源于《内经》阳主动、阴主静,天为阳而大、地为阴而小,正如他在《格致余论序》中所说:"人之一身,阴不足而阳有余,虽谆谆然见于《素问》,而(刘完素、张从正)诸老犹未表章,"

而创立滋阴派。

明·张介宾《景岳全书》被后世临床家所推崇，而张氏却正是以《内经》为其治学之本，所撰《类经》即是全面注释和发挥《内经》的专著。明、清时代成熟起来的温病学派，其卫气营血、三焦辨证，以及清热养阴治法，则是在《内经》有关理论基础上发展而来。近年出版当代《名老中医之路》一书，收录百余医家成才经验，这些医家亦无一不以《内经》为其必读之书。

古今无数医家，通过他们的实践，虽然从不同的方面对医学发展做出了贡献，但皆以《内经》为理论指导却是一致的。

（三）在临床中应用《内经》

无论古今，凡对中医学有所贡献的医家，无不精研《内经》，这已是大家公认的事实，但对多数青中年医生来说，却仍有必要研究如何才能将《内经》与临床结合更紧密，以迅速提高医疗水平。这里面既有方法问题，也有对《内经》的某些认识问题。

1. 关于方法问题

要想在实践中很好地运用《内经》，首先是应熟悉它的内容，所谓"熟能生巧"。试想，对一些重要的记载半生不熟，临证之际怎么能得心应手地去运用它呢？于是，

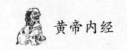

只得到写总结、作文章时现去翻书本，装点几句"经云"而已。这样做虽然也可以叫做带着问题学，对以后的应用不无益处，但总有点事后诸葛的味道。当然，要全部熟悉《内经》的内容，是很不易的，这不妨先选择一些重点来熟读。近年出版的全国高等中医院校统编教材《内经讲义》，以及各函授教材《内经选读》等，都是经过专家们反复筛选出来的理论性、实践性较强的重点。这些教材，一般仅选摘三～五万字，相当于《内经》全文的 1/5 左右。把这部分内容学懂、读熟，对于中医师的要求来说，不能算苛求了。有了这个基础之后，再在实践中不断学习其他内容。

《内经》的大部分论述，都能直接指导临床，在熟悉的基础上去运用，并不十分困难，如"阳胜则热"、"阴胜则寒"，"邪气盛则实"、"精气夺则虚"，"虚则补之"、"实则泻之"等，几乎我们天天在应用；某些关于治病的具体方法，对于有一定医学基础的医生来说，甚至可以直接予以使用。例如我遇一位 32 岁妇女，患"过敏性哮喘"28 年，夜间病甚，每晚睡前必服两片扑尔敏，于凌晨一时后仍加重憋气不能睡眠，需再服两片扑尔敏，两三小时后始能缓解。我即依据《灵枢·刺节真邪论》："振埃者，刺外经……喘喝坐伏，病恶埃烟，噎不得息……取之天容。其咳上气……取之廉泉"的记载，用"振埃"刺法，即取天容、廉泉、列缺、三阴交共四穴治疗。当晚即停用西药，病未发作，隔日再治一次而病止。后辅以宣肺清脾中药数剂，告愈。"恶埃烟，噎不得息"，显然是对烟尘过敏而哮喘，又因该患者舌质红为有热，凌晨1～3时为丑，依《内经》时辰与脏腑配属关系，丑时属脾，故取脾经三阴交；列缺为大肠经与肺经相络之所，亦可治咳喘，是以作为"外经"而取之。至于用宣肺清脾中药，同样以上述辨证为基础。如此治疗，28年之病，因而解除。

当然，《内经》的内容十分丰富，我们不可能在短期内全部加以运用，但作为临床医生，每天面对千变万化的疾病，却可以随时应用其部分理论，指导辨证和治疗。例如我在去年遇到两位年逾六旬的妇女，均患有每夜入眠后则发惊呼，声音高亢骇人的病症。便据《阴阳应象大论》肝"在声为呼"的理论，均用柴胡、黄芩，栀子、丹参、竹茹、枳实之类以疏泻肝胆为主的药物组方，数剂而愈。

总之，《内经》与临床结合的方法并不复杂，只要熟悉它的内容并基本理解了，在临床上根据病人的表现等情况，随证加以运用，便会收到满意疗效。

2. 关于认识问题

首先应注意从《内经》理论体系方面去看待其中某些记载，特别是同一内容，在不同篇章中出现相反的论述时，尤应注意。例如《素问·长刺节论》说："刺家不

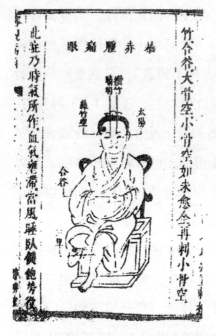

明代傅仁宇《审视瑶函》眼科针灸方图中的暴赤肿痛眼取穴图,为清·康熙六年刊本

诊,听病者言"与《灵枢·九针十二原》:"凡将用针,必先诊脉,"二说截然相反。但从《内经》理论体系分析,则《九针十二原》是言其常,而《长刺节论》是言其变,即强调针刺技术的精巧及问诊与闻诊的重要性,或指某些特殊情况下的刺法而言。若据《长刺节论》中这句话的表面含义,认为针刺治病不必切脉,则与《内经》理论体系相悖了。又如《阴阳应象大论》说:"天之邪气感则害人五脏,水谷之寒热感则害人六腑",而《太阴阳明论》又说:"犯贼风虚邪者阳受之,食饮不节、起居不时者阴受之。阳受之则入六腑,阴受之则入五脏,"两说又相反。分析和认识的方法,正如《素问释义》所说:"以形气言,邪气无形故入脏,水谷有形故入腑;以表里言,腑阳主外,故贼风虚邪从外而受,脏阴主内,故食饮不节从内而受。实则脏腑皆当有之,盖内

外之邪，病情万变，非一端可尽，故广陈其义耳。”即是说，两篇文章是从不同角度而言，在不同类型的疾病中，两种情况都可出现。所以入脏、入腑两文虽然相反，但在实践中“义实相成”。

其次，对于《内经》的某些记载，后世往往有不同的解释，对待这种情况，只要他们的解释都符合《内经》理论体系，特别是在实践中行得通的，都应予以承认。因为《内经》是经典，它所讲的往往是重大原则，既是重大原则，对于具体问题来说就常可包括很多方面，因而人们从不同侧面或角度去认识，都是合理的，这就出现了“诸说并存”的现象。例如《宣明五气篇》说：“脾为吞”，多数注家认为“吞”是指吞酸症，而张志聪《素问集注》则注为“吞咽”。由于吞酸一症很常见，所以若干年前我曾觉得“吞咽”之说不可理解，及至近年在临床中用清泻脾热之法，治愈多例吞咽涎唾不止，甚至入眠后大口吞咽，家属恐其呛死的病人后，始知《素问集注》之说确有所据。因此，对这一“吞”字的认识，至少应该由以上“吞酸”与“吞咽”两说并存。不论过分强调多数注家的意见，或者过分强调自己的实践经验，都可能犯片面性的错误。其实，片面性是很容易发生的，书本知识多的人，动则经云、子曰，把别人的经验看做一文不值，尚且自谓“清高”；而有一定经验的人，又容易过分看重自己的一得

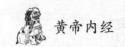

之见，比如治愈一例白血病，便认为所有白血病自己皆能治，而事实又非如此，于是在客观上给人以"吹嘘夸张"的印象。当然，我们绝大多数中医工作者，都是实事求是，极少有犯认识上的片面错误者。

此外，还有些历来虽无争论，经文表达也十分明确的内容，在理解时也应从实际出发，而不能拘泥于文字表面含义。例如《素问·热论》说："先夏至日者为病温，后夏至日者为病暑"一语，是从疾病与时令的关系角度，论述温病与暑病发病时间性的，这一观点当然是正确的。但若绝对以"夏至"一天作为划分二病的界线，而完全忽略发病的具体原因、患者的临床表现，则有失偏颇，也失《内经》本意。因此，"夏至"仅应作一个大体阶段划分来认识。

还有一个认识问题应该提及，即切勿以研习《内经》为因循守旧之事，《素问·移精变气论》明言："去做就新，乃得真人"，指出必须不断抛弃陈旧的糟粕，学习新的科学技术，才能做一位真正的中医师。这正是《内经》之所以能千百年来指导医学不断发展的精华所在。

二、张仲景继承和发展《内经》的启迪

东汉末年张仲景所撰著的《伤寒杂病论》一书，与《黄帝内经》、《黄帝八十一难经》、《神农本草经》共同被

列为中国医药学的"四大经典"。仲景之书，对中医诊治疾病的理、法、方、药全过程做了精辟的论述，因而又被尊为"临床医学之祖"。全书（后世分为《伤寒论》和《金匮要略》二部）不仅遵循了《内经》的理论，而且在治疗学的各个方面，尤其是在治疗原则、治疗方法、创制方剂以及药物加减运用方面，更给《内经》以补充和发展。

从临床应用的角度，研究一下仲景是如何对《内经》继承和发展的，对我们今天学习并运用《内经》的理论与方法，指导临床实践工作，将会有所启迪。

（一）从治疗原则看继承和发展

当诊断明确之后，确立治疗原则就是治疗工作的关键环节，它是采用具体治疗方法、选药制方、针刺艾灸以及其他一切治疗措施的依据。现将《伤寒论》、《金匮要略》与《黄帝内经》在治疗原则方面的联系做一分析，从而探讨张仲景对《内经》理论的继承和发展。

1. 和阴阳，保胃气，随宜而治

无论任何疾病，其基本病机都属于体内阴阳失调，因此，治疗的目的就是要调节阴阳，使之归于平衡；无论治疗任何疾场，都应综合分析天时、地理、病情等全部情况，制定相宜的治疗措施；无论使用何种治疗方法，在祛

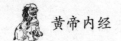

除病邪的同时，都应严格地保护正气。这些，便是《内经》论治的总原则。仲景对此理解得最为深透，不仅在实践中灵活运用，而且在理论上有所创新和发展。

（1）保胃气，存津液

《内经》的理论表明，医生治疗疾病，只有保存住人体的正气，祛除病邪才是有意义的。也只有保护好正气，才更有利于祛除病邪。如《素问·五常政大论》说："大毒治病，十去其六；常毒治病，十去其七；小毒治病，十去其八；无毒治病，十去其九。谷肉果菜，食养尽之，无使过之，伤其正也"，即指出无论使用什么药物治病，尽管是最平和的药物，也只能去除病邪的十分之九，便应停药。这里的中心意思就是用药不能过极，以免损伤正气。张仲景对这一原则的运用，主要体现在他注重"保胃气，存津液"方面。就是说仲景治病，把处处固护正气、保存胃中津液为重要的原则。这可从以下两方面得到证明。

1）处方用药方面：不论补正气还是祛邪气，《伤寒杂病论》的方药，均十分注意"保胃气，存津液"，如被列为群方之冠的桂枝汤，虽然是为调和营卫以治太阳表虚而设，但方中用姜、桂之辛，合草、枣之甘，则辛甘合化以生胃中之阳气；用芍药之酸，伍草、枣之甘，则酸甘合化以生胃中之阴津。又如治疗阳明热盛之白虎汤，亦于泄热之中，而寓保养津液、固护胃气之旨。而治疗阳明腑实证之大承气汤，则取邪去胃气自安、津液可复之意。《肺痿肺痈咳嗽上气病脉证治》篇中，共有正方十首，其中甘草干姜汤的两味药；射干麻黄汤中的生姜、大枣；皂角丸中的枣膏；厚朴麻黄汤中的干姜、小麦；泽漆汤中的生姜、甘草、人参；麦门冬汤中的甘草、大枣、人参、粳米；葶苈大枣泻肺汤中的大枣；桔梗汤中的甘草；越婢加半夏汤中的生姜、大枣、甘草；小青龙加石膏汤中的甘草、干姜等，均有益胃之功。由此可见，全部十首方剂之中，均有保胃气，存津液之药。

2）服药方面：严格掌握停药时间和应用饮食辅助，也是"保胃气，存津液"的具体措施，如栀子豉汤"一服得吐"，止后服；小承气汤治疗下利谵语，"初一服谵语止，若更衣者，停后服"；服桂枝汤治疗太阳中风，"若一服汗出病瘥，停后服，不必尽剂"等，均为避免汗、吐、下太过而伤胃气、损津液而设。服药时或服药后辅以饮食，尤其是对于作用剧烈的药物，更应配合使用。如"啜粥"在仲景书中虽有助药力的作用，但同时也有保胃气，存津液的意义。其服十枣汤"得快利后，糜粥自养"，硝石矾石散"以大麦粥汁和服"等，皆出于保胃气，存津液之目的。

（2）和阴阳

《素问·阴阳应象大论》云："谨察阴阳所在而调之，

以平为期。"指出治疗疾病的总目的和总原则，就是要使人体内的阴阳恢复协调平衡。张仲景据《内经》的这个观点，提出"阴阳自和"，谓"凡病，若发汗、若吐、若下、若亡血、亡津液，阴阳自和者，必自愈。"（《伤寒论》第58条）汗、吐、下以及利小便等法用之不当，损阴伤阳，但得阴阳和调，则病可愈。刘渡舟先生《伤寒论十四讲》说："阴阳自和的意义，是说治病求本，本于阴阳；阴阳不和则病，使其阴阳自和则愈。因此，在治疗时，要从阴阳的大前提入手"，说明58条虽以汗、吐、下之后的病机为言，但其精神实质却是治疗一切疾病的出发点。因此，不论麻、桂之发汗，瓜蒂之涌吐，硝、黄之泻下，姜、附之温阳，芩、连之清热，参、草之补虚，柴、芩之和解，䗪、蛭为丸之消瘀等，虽然诸法不同，但总不外乎调和阴阳而已。举百合病的治疗为例，仲景云："见于阴者，以阳法救之；见于阳者，以阴法救之"（《金匮要略．百合狐惑阴阳毒病脉证治》），即指出阴盛而阳不足者，当温补其阳，使阳与阴相济；阳盛而阴不足者，当补救其阴，使阴与阳相协调，则病自愈。

"阴阳自和"的另一含义，是强调某些疾病有"自愈"的可能，如《伤寒论》150条热入血室证，即无须治疗；59条汗、下后小便不利，"勿治之，得小便利，必自愈"。仲景"阴阳自和必自愈"的提出，虽然是以《内经》"无使过之"为依据，但是却以病机分析为前提，显然在理论的深度及实际运用方面，均较《内经》又向前发展了一步。

鉴于以上两方面均属论治的总原则，所以《伤寒论十四讲》说："《伤寒论》在治法上确立了两个前提：一个叫阴阳自和，一个叫保胃气，存津液"。的确，这是中医治疗学上的一个首要问题。

（3）随宜而治

因时、因地、因人制宜，既是《内经》论治学说的一个特点，也是治疗原则的组成部分。《至真要大论》云："随其攸利"，"适事为故"，即提出应综合分析天时、地理、病情等各种情况，随其所宜而制定具体的治疗措施。张仲景本于《内经》的理论，提出"各随证治之"（《百合狐惑阴阳毒病脉证治》），"诸病在脏，欲攻之，当随其所得而攻之"（《脏腑经络先后并脉证》），这不仅是完全继承了《内经》，而且更突出了一个"证"字。随"证"之所宜而制，就更能便于临床应用。仲景书中反复强调了因人、因地、因时制宜，同时还结合临床实践，提出了"代用药"和"缺味服"，亦即某病虽然应使用某方，但一时药物不能俱备，可使用药性相近的药物代替，或缺味而服。使"随宜而制"的理论在某种意义上扩大到"因药之所宜"而制。

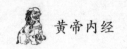

2. 早治疗，遏病路，防患于未然

未病先防，既病早治，防患于未然，这是《内经》论治的一条重要原则，称之为"治未病"。《伤寒杂病论》作为临床医学的著作，虽然未对养生防病诸方面进行全面地论述，但对饮食调养的记载，却在不少方面可以补充《内经》的理论。如《禽兽鱼虫禁忌并治》篇首所说："凡饮食滋味以养于生，食之有妨，反能为害……时人不识调摄，疾疢竞起"，便是强调了饮食调养的重要性。该篇所载"食肥肉及热羹，不得饮冷水"；"秽饭、馁肉、臭鱼，食之皆伤人"；"鸟兽有中毒箭死者，其肉有毒"等，都具有指导饮食调养的实际意义。又如《果实菜谷禁忌并治》篇中说："梨不可多食，令人寒中，金疮产妇亦不宜食"，由于梨性寒凉，多食伤脾胃，而金疮产妇多忌留瘀，血得寒则凝，故亦忌食梨。"食饴多，饮酒大忌"，其道理与《伤寒论》"酒客不喜甘"相近，皆因甘味助湿，而酒生湿热之故。

关于掌握疾病传变规律，早期治疗，以防病邪深入传变，《金匮要略》首篇就指出："上工治未病，何也？师曰：夫治未病者，见肝之病，知肝传脾，当先实脾，四季脾旺不受邪，即勿补之。中工不晓相传，见肝之病，不解实脾，惟治肝也……甘入脾，脾能伤肾，肾气微弱，则水不行，水不行则心火气盛，则伤肺……"。以五脏相互生克的关系，推测疾病的发展变化，及时予以治疗，截断病势发展的路径，以便尽快治愈疾病。仲景把这一论点，列于《金匮要略》全书之首，其用意则在于强调早期治疗的重要性。又如《伤寒论》第八条云："太阳病，头痛至七日以上自愈者，以行其经尽故也。若欲作再经者，针足阳明，使经不传则愈。"这些记载，正是对《内经》"早遏其路"（《素问·离合真邪论》）的继承与发挥，使"早遏其路"的理论具体化，更便于临床应用。

3. 补泻温清，独创和解

（1）补虚与泻实

虚则当补，实则当泻，是《内经》论治的重要原则之一。《素问·三部九候论》说："实则泻之，虚则补之。"《调经论》也说："有余泻之，不足补之。"所谓补，实质上是对各种助益正气治疗方法的概括，举凡补气、补血、滋阴、壮阳以及治疗升散太过的收敛、治疗正气脱失的固涩、治疗津亏液燥的濡润、治疗气陷的升举等，均属于

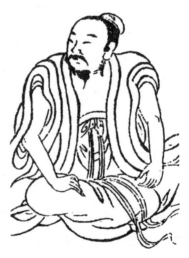

明代高濂《遵生八笺》陈希夷导引坐功图中的白露八月节坐功图

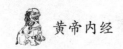

"补"的范畴。仲景应用补法以治虚证的方药颇多，如肺痿上虚用甘草干姜汤、营阴不足而脚挛急用芍药甘草汤、脉虚极用桂枝加龙骨牡蛎汤、虚劳里急诸不足用黄芪建中汤、肾虚腰痛用肾气丸、以及发汗病不解反恶寒用芍药甘草附子汤等，自上而下，从表到里的诸般虚证，皆设有相应之方。

根据《内经》的记载，所谓"泻"，同样也是对多种祛除病邪、调畅气血等法的概括，凡通气、散火、逐水、开郁以及治疗上焦实邪的吐法、治疗中焦痞满的"泻"法、治疗邪在皮毛的汗法、治疗邪遏血脉的通决法，其他如扬散法、软坚法、攻下法、利水法等，均属于泻法的范畴。仲景对泻法的运用，亦相当广泛，其发散表邪有麻黄汤、辛凉泻热有白虎汤、涌吐实邪有瓜蒂散、攻下燥屎有承气汤、逐下瘀血有抵当汤、淡渗利水有五苓散、软坚消癥有鳖甲煎丸等，亦上下表里，凡有实邪者均制相应之方。

对虚实夹杂之证，应当用补泻兼施之法，《内经》对此论述甚少，仅见《通评虚实论》"络满经虚，灸阴刺阳；经满络虚，刺阴灸阳"以及《病能论》中的泽泻饮，该方将补气燥湿之白术与清热去湿之泽泻、糜衔并用。而仲景书中对补泻兼施之法则有充分的动用，如对里热炽盛而津液已伤之证用白虎加人参汤，以清热益气生津；治疗胃气已虚而痰浊停聚，噫气不除之证，用旋复代赭汤，以和胃降逆化痰；治脾虚气滞腹胀之证，用厚朴生姜半夏甘草人参汤，以温脾益气除满；治肾气不足而心火亢盛、心烦不眠之证，用黄连阿胶汤，以泻南补北等。

另有值得重视的一点是，仲景在《内经》气血阴阳和调便是"平人"的理论基础上，进一步提出"五脏元真通畅，人即安和。"（《金匮要略·呕吐哕下利病脉证治》）而将健康的关键归于"通畅"。据此而治疗疾病，则创制了寓补于攻、"缓中补虚"的大黄䗪虫丸。此方颇能发挥《内经》之微妙，为古今医界深刻理解补泻要旨树立了典范。

（2）温寒与清热

疾病有寒证、有热证，《内经》将寒之轻者称为清，热之轻者称为温。治疗温清寒热性质不同的疾病，当用寒热温凉四性不同的药物，即《至真要大论》所谓"寒者热之，热者寒之，温者清之，清者温之"。仲景谨守《内经》之旨，寒热温清运用精当，并创制了众多方剂。如治疗阳明无形炽热的辛凉重剂白虎汤、治疗热利下重的清热止利剂白头翁汤、治疗热扰胸膈心中懊侬的清宣郁热剂栀子豉汤等；又如温散发表的麻黄汤、温中散寒的理中汤、温阳利水的真武汤、回阳救逆的四逆汤等，都是"寒者热之，热者寒之"的典型方剂。此外，还有一种特殊情况，

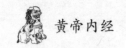
即虚损之病，虽亦多有发热的临床表现，而不可用寒药直折其热，当按《内经》"损者温之""劳者温之"的原则，用温补之药，以保护生生之阳气。《血痹虚劳病脉证并治》篇载方八首，其中六首为温剂，仅酸枣仁汤、大黄䗪虫丸两方偏寒，而亦伍以温性之药。

《内经》论治未明确提出寒热并用，而仲景则针对寒热错杂的病证，具体而充分地讨论了寒热并用的治疗法则。如治疗阳气被郁而阴寒偏聚一处的大黄附子汤、治疗上热下寒的黄连汤，以及辛开苦降治疗心下痞满的诸泻心汤等。

（3）首创和解法

仲景除在上述补虚、泻实、清热、温寒等方面，全面地继承和发展了《内经》所确立的治疗原则外，又在分析病机、辨别证候的基础上，对伤寒少阳病的治疗独创了"和解"的法则。《素问·热论》认为，伤寒一、二、三日病在阳经，可用发汗的方法治疗；三日后病入三阴经，可用泻的方法治疗。即治疗伤寒六经之病，仅有汗、泻两大方法。张仲景根据临床实际，却明确提出："伤寒三日，三阳为尽，三阴当受邪。其人反能食而不呕，此为三阴不受邪也。"（《伤寒论》第270条）即是说，伤寒病的发展规律，一般说来虽然如《内经》所论，但也有三日之后三阴经不受邪传，乃至七八日仍旧留于阳经的特殊情况，从而补充了《内经》的不足。在治法上，更进一步指出："少阳不可发汗，发汗则谵语"（265 条）、"少阳中风……吐下则悸而惊"（264 条），纠正了《内经》病在少阳"可汗而已"的说法。在确定不可汗、吐、下之后，又创制了小柴胡汤，以之作为治疗少阳病的主方，从而补充并发展了《内经》对于伤寒病的治疗法则（后人称谓和解法），使医学理论与临床实践得到了空前的发展。

4. 正反异同，补经文之未备

正治、反治和同病异治，都是《内经》"治病必求于本"治疗原则的具体内容。仲景不仅将这一原则灵活地运用于治疗之中，而且在理论和实践方面，对《内经》又有所补充和发展。

（1）正反逆从

《至真要大论》云："逆者正治，从者反治"。所谓逆，是指治疗措施的性质与疾病的性质相反，如"寒者热之，热者寒之"之类。由于这是一般常用的治疗法则，所以叫做正治法。仲景对这一原则的运用，已如前述。所谓从，是指治疗措施的性质与疾病的某些现象相一致，如"寒因寒用，热因热用，塞因塞用，通因通用"之类。由于这种治法与一般常用治法是相反的，所以称为反治。

反治法，多在病情较复杂而出现假象的情况下应用。仲景治病运用此法颇多。如"下利，脉反滑"、"下利，

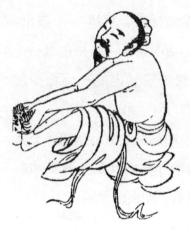

明代高濂《遵生八笺》
陈希夷导引坐功图中的霜降
九月中坐功图

脉迟而滑"（《金匮要略·呕吐哕下利病脉证治》），用大承气汤下之，因本病有下利，又用通下之法，便是"通因通用"的典范；伤寒汗后腹胀满者，用厚朴生姜半夏甘草人参汤，因有腹满症状而复用参、甘之壅补，便属"塞因塞用"之例；伤寒脉滑而厥者，用白虎汤治之（《伤寒论》第 350 条），以寒凉之白虎汤，从其厥冷之临床表现，就是"寒因寒用"的例证；呕吐、下利、身有微热，用四逆汤（《伤寒论》第 377 条），因病有微热的假象，而使用了热性之四逆汤，故属于"热因热用"的范畴。

此外，反佐法也属于反治法，是防止服药后出现呕吐、烦躁等相互格拒的措施。它包括两方面：一是使用反佐药，如用寒药治热病，为避免格拒，在寒药中少佐温热药物；或以热治寒，在热药中少佐寒性药物。仲景治少阴病，下利脉微，用白通汤通阳救逆，为避免药病相格拒，故于方中加入咸寒之人尿和苦寒之猪胆汁。因咸寒，苦寒之药与疾病之寒相一致，所以属于反治法。二是服药的温度，以热药治寒病，冷而服之；以寒药治热病，温而服之，因药液之温凉与疾病相同，所以亦属于反治的范畴。仲景用药服法，多以温服，虽然含有保胃气及促进药物尽快发挥作用的意义，但寒药温服，也有避免格拒的用意。同样，某些热性药冷服，虽含有延长药效的作用，亦有避免格拒的用意。如治疗阴寒牡疟，用助阳温散之蜀漆散，以凉酸浆水送服；半夏生姜汤治疗寒饮积于胸中，亦应"小冷服"，均属此例。

（2）病治异同

同一疾病而有不同的证候，则应当采用不同的治法，《内经》称作"同病异治"。《素问》的异法方宜论、《五常政大论》、《病能论》等篇从地理环境、病人的体质等方面，论述了"同病异等"而应"同病异治"。这一治疗原则在仲景书中得到了充分发挥，从严格辨析疾病的证候出发，确定治疗方药。同为太阳病，不仅有麻黄汤、桂枝汤、葛根汤不同的适应证，还有五苓散、桃核承气汤蓄水与蓄血证候之殊。同为小便不利，则有当用温阳淡渗五苓散之证，亦有当温肾固本肾气丸之证。

仲景更在《内经》同病异治的基础上，在实践中进一步发展创造出"异病同治"的治疗法则，即对于不同的疾病，因其出现相同的证候，可以采用相同的方法治疗。如《妇人妊娠病脉证并治》当归散方后云："妊娠常服即易

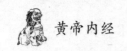

产，胎无疾苦，产后百病悉主之"，因该方有养血活血清热之功，故胎前与产后均可服用。又《疮痈肠痈浸淫病脉证并治》王不留行散，不仅可以治疗金疮，"产后亦可服"。这是由于金疮、产后多为瘀滞之证，故可同用王不留行散行血以去恶气。仲景这一创造，大大丰富和发展了《内经》的理论，使"病治异同"的治疗原则益臻完善，为后世临床实践开拓了广阔的路径。

5. 从本治，从标治，分清缓急

《内经》中关于标本论治的内容颇多，如先治本后治标、先治标后治本、标本兼治等。以先病与后病、病因与症状分标本，其论治原则在《内经》中明言，无论任何疾病，均应先治其本，但只有两种情况特殊，即出现"腹满"和"小大不利"时，不论其属本属标，皆当先治。

对于标本论治，仲景书中进一步明确了缓急先后的具体运用，概括之有以下几点：

（1）先治表后治里：在表证与里证同时存在的情况下，一般地说应先解其表，后治其里，以免引邪深入。如《伤寒论》164 条云："……表未解也，不可攻痞，当先解表，表解乃可攻痞。"106 条也说："……其外不解者，尚未可攻，当先解其外，外解已，但少腹急结者，乃可攻之"。

（2）先治卒病后治痼疾：新发之病与旧有之疾同见，一般应先治其新发之病，因新病轻浅而易解，若先治痼疾，一时必难奏效，反而延误新病的治疗，亦可能使新病变为沉重之痼疾。《脏腑经络先后病脉证》云："夫病痼疾，加以卒病，当先治卒病，后乃治其痼疾也"，《水气病脉证并治》："……行治新病，（旧）病当在后"，皆属此类。

（3）急则先治：有标病，有本病，观其何处病势急而危害严重，则当先治之。如少阴病热化证，伤阴化燥结实，虽然病本在少阴之阴液受伤，但如不急去其实邪，则会进一步伤阴，故必须先"急下"，实邪去后，再缓图其本。又误服大青龙汤，汗出太多，用温粉粉之以止其汗，亦属急则先治之例。

（4）见腹满、大小不利者先治：仲景对于标本先后论治，不仅提出上述有创见的原则，而且也忠实地继承了《内经》的精华，凡病见有腹满、大小便不利者，皆先治之。如云"下利腹胀满，身体疼痛者，先温其里，乃攻其表"（《伤寒论》第 372 条），"脉浮而迟，表热里寒，下利清谷者，四逆汤主之"（225 条），竟以温里之四逆汤为治，而未谈解表之法，足证此时解表当属次要。又（《呕吐哕下利病脉证治》谓："哕而腹满，视其前后，知何部不利，利之即愈"，这些记载，可以说是《内经》理论的再现。

很明显，仲景关于标本缓急论治的论述，既是继承了

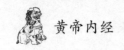

《内经》的理论，而又大大地加以发展，使之更便于指导临床。后人所谓"急则治其标，缓则治其本"，正是在仲景学说基础上而作出的总结。

6. 因势利导，务得《内经》之要

根据实邪所在部位，或周期性发作疾病的发病时间，《内经》提出了"因势利导"的治疗原则，如《素问·阴阳应象大论》云："因其轻而扬之；因其重而减之……其高者，因而越之；其下者，引而竭之；中满者，泻之于内；其有邪者，渍形以为汗；其在皮者，汗而发之。"仲景本着《内经》的理论，设制汗、吐、下诸方剂，并有汤浴、薰洗诸法。尤其是对"中满者，泻之于内"的理论灵活运用，在实践中发挥得淋漓尽致，所制诸"泻心汤"以辛开苦降调和胃气之法，"泻"心下之痞满。上起秦越人，下至明、清，注释《内经》的名家不下数十位，对"泻之于内"的解释，鲜有如仲景之深透者，仲景之不愧为医圣，于此亦可见矣。《素问·疟论》云："方其盛时必毁，因其衰也，事必大昌"，言周期性发作的疾病，其治疗应选择在发作间歇期，亦即邪气相对衰弱时间内采取医治措施，才便于取得最佳疗效。仲景用蜀漆散治牡疟，指出"发作前"服，即属此法。

仲景对"因势利导"原则的运用与发展，反映在他所采取的治疗疾病的各种方法，与此原则关系最为密切。

（二）从治疗方法看继承和发展

张仲景的学说以《内经》为重要的理论依据之一。但仲景绝不是一般地援引《内经》原文，而是将《内经》的学术思想和理论融汇贯穿于自己的著作之中，并加以创新和发展。现从仲景之书和《内经》在治疗方法方面的联系，进行初步分析。

1. 对"因势利导"治则的运用

"因势利导"在《内经》中包括两种含义：一是根据实邪所在部位，而采取相应的治疗方法，使之从最简捷的途径、以最快的速度排出体外，以免病邪深入，过多地损伤正气。如前所引《素问·阴阳应象大论》一节经文，便是对这一含义的具体论述；二是指对某些周期性发作的疾病，在其未发作之前，即在间歇期间进行治疗，以避其邪气猖厥之势。如《灵枢·逆顺》篇所说："无刺熇熇之热……无刺浑浑之脉"，"方其盛也，勿敢毁伤，刺其已衰，事必大昌"。张仲景对这一原则作了充分运用和发挥，竟成了具体的治疗方法。如：

（1）"汗而发之"

在《内经》"汗而发之"是应用于邪在表、在皮之病。张仲景凡用发汗方法，必有表证存在。《伤寒论》51条去："脉浮者，病在表，可发汗"。在这一原则前提下，

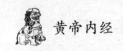

根据病邪性质，创制了数十道治疗表证的方剂。在发汗的程度上，更指出微发汗、微似汗、微微似欲汗，小发汗。并多次强调汗出不可太多，以免损伤表阳。从而将《内经》"汗而发之"的原则，一变而为切实可行的具体治疗方法了。

（2）"其高者，因而越之"

此指实邪停于上焦，应用吐法使之上越而出。仲景书中论及吐法者虽仅数条，却明确地指出了邪气所在部位、病邪性质及临床症状特点，并以瓜蒂散为催吐的代表方剂。同时，在栀子豉等方证的论述中，均指出"得吐者，止后服"。虽然栀子豉汤证仅是上焦气机不利，但服药得吐者病可愈，说明"呕吐"这一生理病理反应，除能直接排除邪气外，有时尚能振奋正气，疏通上焦的气机，从而起到治疗作用。仲景这一记载，显然是《内经》没有论及的。

（3）"其下者，引而竭之"

指实邪位于下焦，因其在下之势，用通利二便之法以排除之。在《伤寒论》381条云："伤寒哕而腹满，视其前后，知何部不利，利之即愈。"其用内服药从大便泻出者，包括胃肠中有燥屎不得下的大承气汤证；有下焦蓄血，屎虽硬而大便反易解的抵当汤证；有邪气由阳入结于里的大陷胸汤等证；有"留饮"不去的甘遂半夏汤等证。

利小便之法，有膀胱蓄水的五苓散证；作为去邪途径的一种治疗措施，《金匮要略》还提出用利小便之法治疗黄疸、湿痹、腰以下肿、下利等证。

"引"者，导也。除服用药物外，仲景又制蜜煎导，（坐药）和土瓜根、猪胆汁及醋灌肠方法。此二方虽均能将燥屎导出，但蜂蜜甘平有滋补之性，适用于津亏液少者；猪胆汁苦寒清热，适于热病伤津之燥结。这种不仅是用药物对肠壁刺激，又同时利用药物的性能导便的方法，在世界医学史上，也居于领先的地位。

（4）"中满者，泻之于内"

指中焦气机转枢不利，引起心下胀满痞塞之病，治当调畅气机以消除痞满。仲景据引治疗原则，按痞满之寒热虚实的不同性质，而制诸"泻心汤"。方名为"泻"者，正取《内经》"泻之于内"的"泻"；"心"者；即指"心下"而言，心下亦即胃脘，属于中焦。仲景谓"心下痞满"，明示亦即《内经》"中满"之意。因经言："中满者，泻之于内"，故名曰"泻心肠"，以治心下痞满之病。后世《内经》注家，多远不如仲景深得此节经文之旨趣，或谓泻火，或谓祛痰，或谓消导，或谓攻之，独未悟出仲景制泻心汤之所由。

（5）"因其衰也，事必大昌"

言对周其性、发作性疾病，应在邪气未盛时进治。

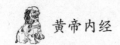

《伤寒论》54条云："病人脏无他病，时发热自汗出而不愈者，此卫气不和也。先其时发汗则愈，宜桂枝汤"。《金匮要略》用蜀漆散治牝疟，于"未发前，以浆水服半钱"；治温疟，于"临发时，服一钱匕"，皆属此意。

《内经》中的治疗原则尚多，但就此一端，亦可知仲景治疗方法的渊源之所在。

2. 发展了《内经》的药物疗法

《内经》关于药物治疗的理论，主要包括：药物性味及功用特点、五味与五脏的关系、用药法、制方原则等。仲景不仅准确地应用这些理论，而且通过具体遣药用方，予以发挥与补充。

（1）药性及制方的分类

《内经》对药性的分析，主要有两方面：一是根据气味及作用特点，分为阴阳两类。如《阴阳应象大论》云："阳为气，阴为味"。《至真要大论》云："辛甘发散为阳，酸苦涌泄为阴，咸味涌泄为阴，淡味渗泄为阳"；二是根据五味入五脏，又分为五类以与五行相应。如《宣明五

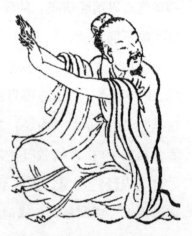

明代高濂《遵生八笺》
陈希夷导引坐功图中的立冬
十月节坐功图

气论》云："酸入肝，辛入肺，苦入心，咸入肾，甘入脾。"《灵枢·九针论》又谓："淡入胃。"五味五脏分属五行，故又各有所禁，如《五脏生成篇》："多食咸（属水），则脉（属心火）凝泣而变色；多食苦（火味），则皮槁而毛《属肺金》拔……。"

仲景运用《内经》的药性理论，从前面举出的以辛开苦降之药组成的半夏泻心汤方等以及由酸苦二味组成的涌吐剂瓜蒂散已可证明。五味入五脏的理论，亦有明显的反映，如诸泻心汤证皆言"胃口不和"、"胃中虚"。《金匮要略》"诸病在脏，欲攻之，当随其所得而攻之。如渴者，与猪苓汤，余皆仿此"、"肝病禁辛，心病禁咸，脾病禁酸，肺病禁苦，肾病禁甘"等记载，与《内经》理论完全一致。仲景还创造性地以六经分证论治，将药性、方剂纳入六经范畴之中，从而建立起药性与经脉相关的认识，为后世发展起来的药物归经理论奠定了基础。因此可以说，仲景是药物归经说的创始人。

关于制方的分类，《内经》主要有大、小、缓、急、奇、偶、复的分类法。仲景则在这一制方原则的基础上，创制数百方，而且通过具体应用，对方剂进行了新的分类。即依六经分类、依疾病分类、依病因分类，而最重要的则是依据方剂的主治功能分类。如五苓散无论在《伤寒论》还是《金匮要略》都用以通阳利小便，瓜蒂散用作

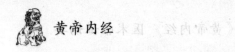

催吐，承气汤用于攻下燥屎等等。这种以功用主治分类法至今仍是方剂学的主要分类方法之一。

（2）药物炮制与剂型

《内经》共载药方12首。剂型有汤液、醪醴、饮、酒、丸、膏、散等十种。所用药物共23味。炮制法计有：左角发烧研末、鸡矢白晒干焙黄、菱翘草根锉、半夏治、干姜等咬咀，共七种。

张仲景用药，在《伤寒论》中有92味，在《金匮要略》中有213味（两书相重者85味），计用药总数为220味，超出《内经》近10倍。炮制法大为丰富，计有：咬咀、切、擘、破、碎、研、去皮、去皮尖、去节、去芦、去心、去翅足、捣、筛、炙、酥炙、熬、泡、炮、烧灰、烧勿太过、煨、出汗、洗、酒洗、浸出芽、水渍、晒干、阴干煮等30余种。比《内经》多出近五倍。

仲景用方，《伤寒论》有112首，《金匮要略》有262首（两书相重43首），总计用方331首。并应用多种剂型，主要有：散、粉、丸、膏、酒、屑、汤、栓、灌肠、坐、浸洗、薰等十余种。若进一步分析，每种剂型之中又有多样，如汤剂中用水、蜜水、酒水、醋水等煎汤，又有稀薄与浓缩的区别等。这样初步统计，仲景所用剂型已经达40余种。

尽管仲景在方药的使用方面，远远超出了《内经》的范围，但又是导源于《内经》。如他所用左角发酒，在药物组成、制做方法及服用方法上均继承了《素问·缪刺论》的有关记载。又如苓桂甘枣汤用的甘澜水，"以杓扬之，水上有珠子五六千颗相逐，取用之"，其取水之法，与《灵枢·邪客篇》半夏秫米汤所用千里流水"扬之万遍"，从理论意义到操作方法均相一致。

（3）给药法

《内经》给药途径以内服为主，外用法较少。全书十二方中，有十方内服（一方亦可外用），仅三方外用。其中马膏膏法治疗血气虚而外寒侵入经脉，致口眼㖞斜，用甘平之马膏以缓经脉之急为主；以桑炭火烤劫其寒，啖炙肉以补虚，是两项非常重要的辅助疗法。尤其是用饮食加强疗效，仲景曾予广泛应用，而成为服用某些药物不可缺少的辅助成分。《内经》内服药法，主要内容如下表：

表1　《内经》服药法简表

方名 \ 项目	数量	时间	次数	冷热	特殊进药	辅助法
左角发酒	发炭一寸美酒一杯				灌之	
泽泻饮	合以三指撮	饭前服				
鸡矢醴		空心	日二次	热服		
乌贼骨丸	如小豆大五丸	饭前服				饮以鲍鱼汁

方 名＼项 目	数量	时间	次数	冷热	特殊进药	辅助法
豕膏				冷服		
葰翘饮	三升				强饮	厚衣坐釜上取汗
半夏秫米汤	一小杯以知为度	卧前	日三次			

仲景给药途径有：

口服：如麻黄汤、理中丸等。

舌下含：如桂屑含舌下。桂能通心阳，行血脉，治疗心血瘀阻之尸厥。亦居世界医学舌下含药治疗心肌供血不全之领先地位。

鼻纳：薤汁灌鼻、皂角末吹鼻治卒死；菖蒲屑纳鼻中，吹之，治尸厥。

灌耳：薤汁灌耳，治卒死。

阴道坐药、肛门导药、灌肠及洗、浸、薰、外敷、膏贴等均有具体方剂与应用。

现将仲景口服给药有关内容归纳如下：

表 2　仲景服药法简表

表 2 之 1　服药时间

服药时间	代 表 方
饭前	桃核承气汤

服药时间	代　表　方
空心	鳖甲煎丸
空心	鳖甲煎丸
空腹	薯芋丸
发病前	蜀漆散（治疟）

表 2 之 2　服药温度

温　度	代　表　方
温服	理中汤
适寒温	桂枝汤
小冷	生姜半夏汤
冷服	解食物中毒药

表 2 之 3　服药次数

次　数	代　表　方
日　一	大乌头煎
日二夜一	黄芩汤
日　三	乌头赤石脂丸
日三夜一	半夏厚朴汤
日三夜二	黄连汤
半日三服	麻黄连轺赤小豆汤
日　十	泽漆汤

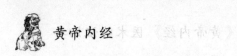

表2之4　常用药量

区别度\量	用　量	代　表　方
升	0.20 ~ 0.50	乌头桂枝汤
	0.25	红兰花酒
	0.30	白术附子汤
	0.38	生姜半夏汤
	0.50	桔梗汤
	0.60	桂麻各半汤
	0.70	猪苓汤
	0.80	下瘀血汤
	1.00	理中汤
	1.20	黄连汤
	1.33	栀子大黄汤
	2.50	千金麻黄醇酒汤
盏	0.60	防己黄芪汤
匕	不足半—半钱匕	白散
	半钱匕	天雄散
	一钱匕	蜀漆散
	1 ~ 1.5 方寸匕	枳实芍药散
丸	1	桂枝茯苓丸（兔屎大）
	3	半夏麻黄丸（小豆大）
	3 ~ 9	当归贝母苦参丸（小豆大）
	15 ~ 25	肾气丸（梧子大）

表2之5　送服剂

送服剂	代表方
白　饮	五苓散
浆　水	蜀漆散
沸　汤	文蛤散
酒　饮	赤　丸
酒	肾气丸

表2之6　服药法

服药法	代表方
少少温服	调胃承气汤
少少咽之	苦酒汤
发令咽之	还魂汤
分温服	白通加猪胆汁汤
顿　服	桂枝麻黄各半汤
卒死者捧头起，灌令咽三物备急丸口噤者，折齿灌之	三物备急丸

表2之7　辅助将息法

辅助将息	代表方
进热粥	服白散不下利
进冷粥	服白散利太过
啜热稀粥	桂枝汤
糜粥自养	服十枣汤后
一日食糜	服大建中汤后
食麦粥	枳实芍药散
常宜冷食	侯氏黑散
多饮暖水	五苓散

辅 助 将 息	代 表 方
温 覆	桂枝汤
坐被上，以被绕腰下	防己黄芪汤
薄复脊，凭几坐	古今录验续命汤

由上表可以看到，《内经》与仲景给药法有以下共同点：

1）给药的量度都用升、丸、杯（盏）。而粉（散）药，仲景用"匕"；较《内经》"三指撮"更为精确。

2）凡标明有服药时间者，两书多取空腹、空心、饭前，有便于对药物充分吸收之意。又《内经》治失眠在卧前给药，借自然界与人体的阳（卫）气将入于阴分之势，以收速效；仲景用十枣汤，在平旦给药，借天、人阳气初升，助药力以排除阴浊之邪。取时虽殊，而用意则同。

3）治病在于调整阴阳，"以平为期"，故服半夏秫米汤要"以知为度"。仲景则反复强调初服药若病不去，应再服或加量，务要达到邪去正安。如服赤丸，"不知，稍增之，以知为度。"

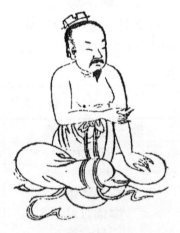

明代高濂《遵生八笺》陈希夷导引坐功图中的小雪十月节坐功图

4）药性均有阴阳之偏，故不可过用，以防伤及正气。

《内经》用"无毒治病，十去其九"而止，故仲景多次指出要及时停药。如百合地黄汤"中病勿更服"；桂枝汤"若一服汗出病瘥，停后服"。又恐药力过猛，用量过多，有时当用逐渐试探的方法，如以小承气汤测试，是否应再用承气汤等。

5）药物将息法，仲景以桂枝汤为例，示人以规范。书中其余数百方药，均未出于桂枝汤的范围。如虽有数方要求"慎风寒"（甘草麻黄汤），"避风"（麻杏苡甘汤）等，其意皆与桂枝汤"温覆"相近；都与《内经》"厚衣，坐釜上"基本道理相同。

3. 对《内经》针灸学的应用

《内经》中有关针灸疗法的内容是极其丰富的。不仅《灵枢》又被称为《针经》；即使《素问》中的绝大多数篇章，也都有关于针灸、经络和俞穴的论述。如《内经》计有 365 个穴位（见《素问·气穴论》），举出针刺所治疾病数十种；使用的穴位非常广泛，仅治疗热病就有 59 穴（《刺热论》），治疗水肿病有 57 穴（《水热穴论》）。单就针刺方法而言，仅《灵枢·官针篇》即提出：根据不同的疾病而用"九刺"之法，对十二经脉之病用"十二节刺"法，对五脏病用"五刺"法等。至于灸法，在《灵枢》的《背俞》、《官能》、《禁服》诸篇亦有论述；于脏寒血滞诸病，疗效亦著。

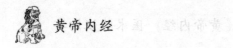

仲景师《内经》针灸之法，运用针灸记载于《伤寒论》者九条，载于《金匮要略》者五条。共指明穴位八个。所治疾病有"太阳中风、纵、横、太少并病、热入血室、少阴病下利脓血、血痹、疟疾、妊娠不得小便等九种。灸法治病在《伤寒论》有七条，《金匮要略》中载三条，两书相重一条，计有九条。所治疾病有：卒死、奔豚、疟疾、少阴及厥阳病的某些症候。

从上述内容，我们可以得出以下两点认识：

1）仲景书中有24条论针灸治病，其中"针处被寒，核起而赤者……灸其核上各一壮"，完全是《灵枢·经筋》"以痛为俞"的引伸。证明仲景不但精于针灸之术，尤善于灵活运用《内经》有关针灸的理论。

2）将仲景应用针灸与《内经》相较，或与其本身应用药物治病相校，明显看出仲景之书略于针灸。又其仅有的针灸治病条文，竟有11条未指明穴位，由此可以推断，《内经》时期盛行的针灸疗法，至东汉已很普及，一般医生都能使用（当然滥用"温针"的也不少），因此无须仲景多费笔墨。

4. 仲景和《内经》的其他疗法

在《内经》中除前述针灸、药物等治疗方法外，尚有十余种较为重要的疗法。如精神疗法（见《阴阳应象大论》、《移精变气论》等），按摩导引（《异法方宜论》、

《刺法论》等）、放腹水法（《灵枢·四时气》篇）、治哕三法（《灵枢·杂病》）以及寒冷、饥饿、扎束手足、烧针、开痈、溃浴等疗法，均有论述。

仲景的其他疗法，在辩证基础上，颇为重视"饮水法"。《伤寒论》246 条云："太阳病……渴欲饮水，少少与之，但以法救之"，151 条云："本以下之……忍之一日及愈"，皆指气不化水，故不可饮水或仅得少少予之。而71 条："太阳病，发汗后……欲得饮水者，少少与饮之。令胃气和则愈"，329 条："厥阴病，渴欲饮水者，少少与之愈"，则指病后水津不足，少饮水而愈。又《金匮要略》中的头摩风散、猪油点烙治小儿蚀齿等外治法的记载，均颇详细。他又基于当时社会常见的医疗错误，对某些疗法多诫人不要滥用。如《伤寒论》145 条："病在阳，应以汗解之，反以冷水潠之，若灌之，其热被劫不得去……"这是对不适当用寒冷疗法的指责。113 条"太阳病二日，反躁，反熨其背而大汗出，火热入胃……"，指出不适当应用火熨的失误。

（三）从方药加减看继承和发展

张仲景不仅在治疗原则、治疗方法方面遵循了《内经》的理论，而且在方药的运用方面，更给《内经》的理论以补充和发展。他不单创制方剂 331 首，同时还有数

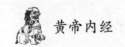

十首虽未更改方名，但根据其主治疾病的症状变化以及病人体质不同等因素，将药味或药量进行加减，以使"病皆与方相应"，而为后世辩证论治灵活用药之楷模。现仅就这些未更名方剂的药物加减规律及其与《内经》理论的联系作一分析。

1. 因病加减用药

根据病情选药制方，是《内经》论治的重要原则之一。《素问·至真要大论》虽然将方剂分为大、小、缓、急、奇、偶、复七方，每方各有主治；将药物分为大毒、常毒、小毒、无毒四类，每类各有所宜。但其用药制方的基本根据则是疾病的证候，如说："气有高下，病有远近，证有中外，治有轻重，适其至所为故也。"对于用方的大小缓急，以及用药的有毒无毒，则谓"补上治上，制以缓；补下治下，制以急。急则气味厚，缓则气味薄，适其至所，此之谓也。""有毒无毒，所治为主，适大小为制也。"强调指出，无论是用气味厚、作用急的药物组成之"急"方，或是用气味薄、作用缓的药物组成之"缓"方；无论是用多数药味组成之"大"方，或是由少数药味组成之"小"方；或用有毒的药物，或用无毒的药物等，其组方选药都是以适合病情，使药力恰至病所为原则。惟《素问》制方理论仅是高度的概括，尚不足以阐明方剂的药物加减规律。

张仲景则不仅应用了《内经》的理论创制方剂，而且还将这一理论具体地应用于方剂的药物加减之中。当症状有所不同，而主证无太大改变的情况下，则在主病之方中加减少数药味，或调整某些药的用量，以使药病相得，即《伤寒论》317 条下所谓："病皆与方相应者，乃服之"，现将《伤寒论》、《金匮要略》因病情变化的方药加减。

从上表可以看到，仲景因病而加减药物的方剂共有 24 首。涉及症状 49 个，均相应地指出了应该增减的药物。其中"腹痛"一症最多，见有八处，五处加用了养血柔肝、缓急止痛的芍药；"呕（吐）"，见七处，其中加用辛开疏泄止呕的半夏、生姜各三处；另"小便不利"虽仅四见，但三处加用茯苓、一处加用桂枝，再参考"小便利"去苓、桂的记载，则可明显看出，仲景用通阳之桂枝、淡渗之茯苓利小便，甚合膀胱州都之官，惟"气化则能出焉"（《灵兰秘典论》）、"淡味渗泄为阳"（《至真要大论》）之经旨；"咳"亦仅四见，但四处俱加用干姜，三处加用五味子，一处加用细辛，其用药法度，不仅与《素问·脏气法时论》"肺欲收，急食酸以收之，用酸补之，辛泻之"之论相合，而且对后世"肺喜温恶寒"的认识也具有启发意义。

除上述外，仲景还指出，由于主证及兼证的不同，还可改变给药途径。《金匮要略·疮痈肠痈浸淫篇》应用王不留行散治金疮，云："小疮即粉之，大疮但服之，产后亦可服。如风寒，桑东根勿取之"。根据金疮之大小，或宜外敷，或宜内服。若兼挟风寒，则宜免用寒凉之桑东根皮（即桑白皮）。此外，因为该方善调畅血行，故谓"产后亦可服"，则又为一方多用之例（一方多用及一病可用多方，仲景书中亦有不少记载，此从略）。

2. 因人加减用药

治疗方法之施于病人，其所以能够发生效力，主要是靠人体正气的运载作用。如果正气败散，则任何先进的治疗方法都将失去意义。《素问·汤液醪醴论》说："形弊血尽而功不立者何？岐伯曰：神不使也。"神，即人身气血精神，亦即正气。该节经文含义，正如《类经》所释："凡治病之道，攻邪在乎针药，行药在乎神气。故治施于外，则神应于中，使之升则升，使之降则降，是其神之可使也。若以药剂治其内而脏气不应，针艾治其外而经气不应，此其神

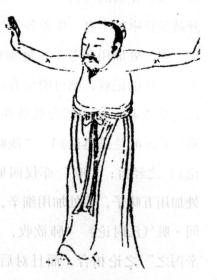

明代高濂《遵生八笺》陈希夷导引坐功图中的大雪十一月节坐功图

气已去，而无可使矣。虽竭力治之，终成虚废已尔"。因此，为了提高疗效，除掌握疾病证候外，还必须充分注意病人的正气情况，从而采取相应的治疗措施，亦即所谓"因人制宜。"而人体正气情况，常与年龄、体质、病史、营养状况等多种因素有关，这在《灵枢》和《卫气失常》、《逆顺肥瘦》等多篇都有具体论述。

《内经》"因人制宜"的理论，在仲景书中得到了具体而充分的发挥。在《伤寒论》有九条，涉及六首方剂；《金匮要略》有九节，涉及九首方剂。两书相重二方，计十三首。

仲景所举"强人"可加量、"赢者"应减量诸方，均系药物作用强烈（有毒）之剂，这正是对、《灵枢·论痛》："胃厚色黑大骨及肥者，皆胜毒。故其瘦而薄胃者，皆不胜毒"论述的具体运用。而对产后及诸亡血虚家"不可与"峻烈之剂，则是对《素问·五常政大论》"能（耐）毒者以厚药，不胜毒者以薄药"理论的引伸与发挥。

3. 因时加减用药

"时"，包括年、季、月、日、时辰等。"人与天地相参，与日月相应"，经脉气血脏腑机能的活动，都与自然界气候变化密切相关，所以"时间"必然影响疾病，因而治疗亦应随之而变，即"因时制宜"。《素问·八正神明

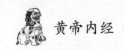

论》说："四时者，所以分春秋冬夏之气所在，以时调之也"。指出人身气血因自然界阴阳之气的升降浮沉，或趋向于表，或趋向于里，而"所在"不同。《素问·六元正纪大论》云："用寒远寒，用凉远凉，用温远温，用热远热"，在寒热温凉的不同时令，用药当知所慎。天气暑热，人身阳热之气偏胜，故当慎（远）用热药；天气严寒，则相应地要慎（远）用寒凉药……。昼夜十二时辰，人之气血亦随天地阴阳而发生周期性变化，对于治疗亦有一定的影响。《顺气一日分为四时》、《营卫生会》、《卫气行》诸篇都有论述。

仲景应用"因时制宜"的理论，指导临床遣方用药，颇能体现《内经》之旨并示人以规范。

《伤寒论》168条白虎汤下云："此方立夏后立秋前乃可服，立秋后不可服。正月、二月、三月尚凛冷，亦不可与服之。"秋冬寒凉之时，白虎汤亦寒凉之剂，"用寒远寒"，故当慎用。但白虎汤一方，在仲景书中多次见到，而独此条提出季节问题，正寓有"举一反三"之意。说明凡用药皆需知时令所慎，而非白虎汤一方如此。又秋冬之季并非绝对不可使用此方，但有是证者，用之无妨。临床则当随机应变。

《金匮要略·杂疗》退五脏虚热的四时加减柴胡饮子，其法："冬三月，加柴胡八分……春三月，加枳实，减白术；夏三月，加生姜三分、枳实五分、甘草三分；秋三月，加陈皮三分"。《本经》云：柴胡能去"寒热邪气，推陈致新"，故可用来治疗五脏虚热。但其性升散，惟于冬藏之时，乃可稍加用量。春季阳气升发而气候温和，故用凉降之枳实，使其"发陈"之机不致太过。"用温远温"，故减性温之白术。夏季虽阳盛于外，但又多湿，易伤脾胃，故加甘草、生姜以和中，加枳实以防湿滞。秋气敛肃，故加陈皮以温中快脾。

《金匮要略·黄疸》千金麻黄醇酒汤之用法，"冬月用酒，春月用水煮之"，以酒性辛热走散，故冬月宜用；春气阳升而温和，故不当用酒。

仲景虽仅少数方中论及因时加减，但却包括了"慎用"（不可与）、加减法、煎煮法等各个方面，虽仍只是"示人以规矩"，但较之《内经》的论述，则具体而丰富得多了。

（四）几点启迪

仲景全面地继承和发展了《内经》之学，而我们在前面主要是从临床治疗的角度，就治疗原则、治疗方法、药物加减使用等方面，探讨了张仲景是如何对《内经》进行继承和发展的。通过分析和探讨我们受到哪些启迪？我觉得主要的启迪，还是"医圣"早已提示过的：

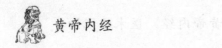

1. 勤求古训

勤，就是勤奋、勤勉、孜孜不倦。求，即是深入研究、不断探索。古训，仲景时代古训与今天的概念有所不同了，《伤寒杂病论》所指古训是"《素问》、《九卷》、《八十一难》、《阴阳大论》、《胎胪药录》"；对我们来说，这古训则应是包括《素问》、《灵枢》、《难经》以及仲景之书在内的多种医学典籍。要想在中医学领域有所发明和创造、在临床实践中取得卓越的治疗效果，就必须深入钻研经典医籍，掌握中丢学的理论体系，掌握中医学分析认识阳处理疾病的原则与方法，用以指导医疗实践，使之成为科学的实践活动。这是保证学术顺利发展，保持和发挥中医特色的前提条件。

张仲景之所以对中医学做出伟大的贡献，正是因为他首先抓住了"勤求古训"这一环。例如前面我们提到的，《伤寒论》中的各种治法，可以说是对《内经》"因势利导"治则的全面继承与运用；而制诸"泻心汤"以治"心下痞"之病，说明了他对"中满者，泻之于内"认识之深刻，可以说是独擅一家。这点不经过"勤求"是不可能做到的。

如果离开了"古训"，违背了中医理论体系去从事中医实践，只能是盲目实践，必不能取得应有的成效。曾见有少数中医同道，虽看似忙忙碌碌数年、乃至数十年，但学术上无所建树、临床疗效亦颇平平，这种情况的存在，不能说与其不求古训，或求之不"勤"无关。

2. 博采众方

对我们而言，"众方"应该是古今应用中医治疗、保健的一切方法与技术，同时吸收包括西医在内的现代科学技术。只有学习各种有利于防病治病的方法与技术，在传统中医理论指导下，应用于实践，才能不断提高疗效，这正是中国医药学历数千年而不衰的基本原因所在。

张仲景正是吸取了"众方"，充实了自己的认识之后，才能在临床上解决前人不能治愈，或疗效不佳的"伤寒"病的。据考证，《伤寒论》中所载之方，有些便是仲景采集他人的。

如果因循守旧，不学习新方法、新技术，那么临床防病、治病水平便不会逐渐提高，反而会不断衰退或萎缩。这样，做为一个医生必将一事无成，若做为一个学科则终将被淘汰。

3. 不断实践

"勤求古训，博采众方"固然是张仲景取得成功的前提条件，而不断的医疗实践，则是使他的学术达到精湛完美境地的物质基础。《伤寒杂病论》以六经辨伤寒、以脏腑辨杂病，是一部内容广泛的临床医学巨著，但其语言至为精炼而切合实用。常以某病、某症、某方主之；兼见某

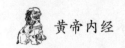

症，加或减某药的形式表达，中肯准确，千余年来指导临床实践，疗效显著。仲景之所以能明确指出病、症、治法，完全是以他长期临床实践为基础的。

仲景虽然博采众方，但在实践中也常常发现前人的某些失误，《伤寒论》中有关误诊、误治的告诫不少。如159条："伤寒，服汤药，下利不止，心下痞硬。服泻心汤已，复以他药下之，利不止。医以理中与之，利益甚。理中者，理中焦，此利在下焦，赤石脂禹余粮汤主之。复不止者，当利其小便。"详细剖析了前医在辨证及治法方面的错误，指出正确的治法和方药。可以看出，这一分析与论断，是以充足的临床经验为依据的。

不断医疗实践，也是我们每位医务工作者提高技术水平以及理论认识的基础。只有通过实践，才能鉴别我们"勤求"、"博采"来的知识真伪，以便去粗取精；只有通过实践，才能更好地掌握学习过的知识与技术，并且加以升华，变为自己的东西，而不再是"借用"别人的东西。如果哪位中医学院毕业生从事十年临床工作后，他的处方用药还和《内科学讲义》一模一样的话，我不认为他是一位出色的中医师。

4. 勇于创新

"创新"是指在中医药理论体系基础上，无论从理论或技术方面有所发明与发现，从而有利于防病、治病工作。这本来是每位医务工作者都乐意为之的，何谈"勇于"呢？因为一般说来在理论与技术方面有所发现与创造，极少有短期偶然成功者，必须要经过长期的，甚至是艰苦的实践磨炼，而后始有所成。因此，须得拿出不怕苦的"勇气"来；其次，"创新"之举，会遇到各种困难，起初还难免受到某些非议，这同样需要具备相当的"勇气"；此外，即使在我们自己的头脑里，也难免有"保守"的一面，而缺乏创新的精神，要有克服它的勇气才行。

我们看到，仲景虽然继承了《内经》之学，但创新之处很多。仅就前面讨论过的内容来看，他强调"随证治之"，提出了"辨证论治"这一重要理论。在具体辨证方面，《内经》中虽已有了阴、阳、表、里、寒、热、虚、实等病证的概念及病机，但却是与温、清、上、下等病位与病证相提并论。仲景书中通过具体运用，则初步形成了"八纲"辨证的结构；在治疗原则与方法方面，仲景提出"异病同治"，丰富了《内经》"同病异治"的理论。对《热论》伤寒病在三阳"可汗而已"的治法，指出"少阳病，不可汗"，制有小柴胡汤为治疗少阳病的主方。对《内经》而言，这是很大的创新，使治疗伤寒病的理、法、方、药向前跨出重要的一步；在选药制方方面，仲景通过六经病的用药治疗，实际上是中药药物归经的创始人。

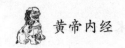

总之，仲景对《内经》继承和发展的事实告诉我们："勤求古训，博采众方"，不断实践，勇于创新，才是中医工作者正确的治学之路。

注：以上表格中所列仲景之文，凡称"节"者系《金匮要略》之文；凡称"条"者，系赵开美本《伤寒论》之文。

三、《内经》研究概况及实际探索

《黄帝内经》作为中医学的经典著作，两千多年来一直被历代医家所推崇，并得到广泛深入的研究。现仅就中华人民共和国建国以来，有关研究《内经》的情况及个人工作体会，简述于后。

（一）当代研究《内经》的概况

自建国以来的四十余年中，国内对《内经》的研究具有明显的从普及到逐步提高、研究范围逐渐广泛、研究手段与方法逐渐多样、研究成果从少到渐多的过程。之所以强调"国内"，是因为国外虽然也有人对《内经》很感兴趣，但从事研究的人员以及发表文章、著作的数量，远不及国内为多。当然，国外也有人对经络的实质进行了较长时间的研究，在日本还发表了若干篇有关考据的文章，并且出版了《黄帝内经太素义释》等专著。在国内,正式发行的中医药杂志、学报以及其他经常刊载涉及中医药学的刊物,逐年增加,现在已发展到 40 余种。发表关于《内经》研究的论文,也逐年增多,在 80 年代初,每年约 60~70 篇,至 1989 年则有百余篇。中华全国中医学会理论整理研究会于 1987 年和

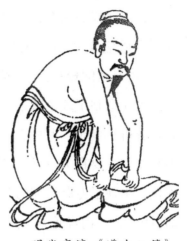

明代高濂《遵生八笺》
陈希夷导引坐功图中的冬至
十一月节坐功图

1989 年分别召开了全国内经专题学术讨论会,两次会共收到论文 254 篇,其中 159 篇在大会、分组会上进行了交流,有来自 20 个省市和自治区的专家出席了会议。并且成立了全国《内经》专业委员会,该委员会决定,每两年召开一次专题学术讨论会。四十年来出版的有关研究《内经》的专著 40 余部。

现从研究方法的角度,加以概括介绍。

1. 传统研究方法

《内经》文字古奥,为了发展,就必须先进行普及,因而在 50 年代有"白话解"、"语释"类的书籍问世。随着普及而来的是不断提高的需要,至 60~70 年代出版的

著作，以注释类为多，如《素问注释汇粹》、《内难选释》等；为适应文献研究的需求，出版了《灵枢经校释》、《黄帝内经素问校释》、《黄帝内经素问校勘语译》等书；同时也注意到了理论联系实际的问题，而有《病机十九条临证分析》问世。其中有些书，虽然是在80年代初出版，但其工作主要在70年代。进入80年代以后，随着研究的深化，出现了专题研究的著作，如《黄帝内经素问运气七篇讲解》、《内经论丛》、《内经的哲学和中医方法学》、《内经专题研究》等；同时与全国各学科学术空气高涨、成人教育发展相适应的，中医药刊授、函授也如雨后春笋，因而《内经》教材、参考书比以往30年出版的还要多；以便于学习和研究为目的的工具书，如《黄帝内经章句索引》等出版；为进一步普及中医知识、适应世界各地"中医热"，还出版了白话丛书《黄帝内经素问》、《灵枢经》、《难经》，并已着手翻译成外文的工作。从以上研究《内经》专著的种类，可以看到其著书的目的，主要是让读者能够看懂和理解《内经》，而对如何应用《内经》的理论，去解决临床实际问题的著作，显然缺如。虽然《病机十九条临证分析》以及近年出版的《内经病证辨析》、《内经与临证》等都属于联系临床的题目，但书中的内容，仍以整理归纳《内经》有关内容、引证前人的论述为主，很少甚至没有作者的亲身体会与经验。

那么，这部分工作是否有人做呢？回答是肯定的。虽然没有形成专著，但从公开发表的论文中，大约有三分之一是《内经》联系临床研究。文章形式与体裁多种多样，涉及《内经》内容十分广泛，从其题目即可知其大略，如：治痿独取阳明的体会、通因通用医案、阴虚则内热治验、《内经》临证举隅、标本先后治"积"验案、习以平惊法的应用、误补益疾的案例分析、《素问·咳论》指导治疗小儿咳嗽的体会、对《内经》化血理论的运用、浅谈音色疗法、诊余初探"阴阳交"等。

　　在临床研究之后，以理论探讨的文章为多，如：阴阳五行学说的历史形态探讨、"阴阳者天地之道"新探、藏象学说与脏腑辨证、十一脏取决于胆之我见、论十二经气血多少、燥邪阴阳性质讨论、《内经》五俞探、诸寒之而热者取之阴热之而寒者取之阳刍议等；占文章数量第三位的是关于《内经》文字学的研究，以及考据、校勘类；第四位是《内经》教学研究方面，包括教学方法、课程安排的时间、教材改革等。

　　总之，《内经》中有数不清的研究题目，因而可以有做不完的文章。举《素问》第一篇《上古天真论》为例，即可有"素问"命名的研究、"天真"含义的探讨、该篇位于全书之首的意义及考证、正文第一句"昔在黄帝……"的研究（该句可以肯定不是《内经》时代的原文，

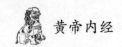

而是王冰补入的）、下文"乃问于天师"的"天师"，究是黄帝的老师呢，还是官职名称？至于文中关于人的生、长、壮、老、死生命全过程，以及肾气盛衰的论述，更为现代临床及实验抗衰老研究中重视补肾法提供了理论依据；而关于"圣人"、"至人"、"真人"、"贤人"的论述，则可为探讨气功及特异功能机理提示某些思路。此外，文中其他理论的实际意义以及某些词句的考证与校勘，尚有不少题目可作，如"任脉通，太冲脉盛"句，即可有"太冲"的考证以及该理论在妇科学中的应用研究等课题。当然，上述所举题目中，有些前人已做过探讨，但也确有尚无人问津或者研究不够充分的。仅略举《上古天真论》一篇，可以说明《内经》162篇文章中，可以研究的题目实在是不胜枚举。而且，随着科学技术的进步，人们将会逐渐地看到，其中某些课题具有重大的科学研究价值。

2. 多学科研究

《黄帝内经》可以称为是古代多学科研究的典范，书中吸收了劳动民众和科学家对天文学、地理学、气象学、历算学、生物学、人类学、心理学、哲学等多方面的研究成果。这就给现代多学科研究《内经》提供了方便，同时也提出了多方面的研究课题。从哲学角度，不仅有专著出版，更发表了很多学术论文，如对阴阳五行学说的探讨，从"恒动观"、"整体观"、"对立统一"方面研究《内经》

哲学思想。在 80 年代初，有人用"系统论"、"控制论"对《内经》有关内容加以联系和对照，但可能由于这种联系多处在初步或者说"表面"阶段，而未能深入研究的缘故，近年关于"系统"、"控制"与阴阳五行联系的论文已不多见；天文工作者惊奇地发现，《内经》五运六气学说的有关内容，与现代天文学在很多重要的甚至细微的认识上，颇多一致。

运用现代科技手段，研究《内经》中的某些专题，从不同的侧面验证其科学性如何，为各个学科的专家认识和理解《内经》作出了不少贡献。最初步的是应用西医学的方法和理论加以对照，如《内经新识》一书便是从《内经》中选出 49 篇文章或段落，与西医学的研究成果加以对照联系；还有人对阴阳学说进行专题性对照，联系西医学人体健康状态下存在着许多对偶平衡关系的见点。"对偶"即互相制约、依存，并在一定条件下相互转化，如呼与吸、血压的升与降、神经系统的兴奋与抑制、合成代谢与分解代调的调控、

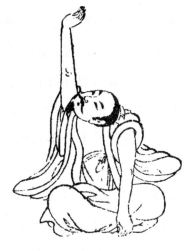

明代高濂《遵生八笺》陈希夷导引坐功图中的小寒十二月节坐功图

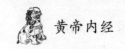

环磷酸腺苷（CAMP）与环磷酸鸟苷（CGMP）的增多与减少等，各层次的对偶调节的动态平衡破坏较重，便呈现出病态。用以说明阴阳学说"阴阳协调"、"阴阳对立"、"阴阳转化"的正确性；应用计算机对《内经》整理研究，也已初见成效，例如某教学单位将"五运六气"编制成软件，便于学习。某科研单位的专家，对《内经》、《太素》、《甲乙经》、《难经》建立了经文数据库、书稿编辑库、版本编辑库，可以大幅度地减少文献研究人员的劳动；在实验室研究中，有人在脏象学说方面进行了"脾主涎"、"肾开窍于耳"的研究。在"四时五脏阴阳"研究中，进行了不同光照条件下小鼠脑内活性胺变化的观察和研究、昼夜明暗对小鼠脑内单胺类神经介质的影响、测定人体血液中活性胺变化的季节规律等。

随着新兴的时间生物学的发展，中医关于生命节律的论述吸引了很多学者的注意。确实，自《内经》以降的中医学，包含了十分丰富的时间生物学内容，就节律而言，有60年、30年、一年、半年节律；有四季、六气、一月节律；有一日、昼夜、一日分四时、一日分十二时辰节律；还有营卫二气运行 1/50 日的节律等。这些生命节律的理论，有效地指导着中医千百年的临床实践。从已发表的文章中看到，其内容涉及到时间生理、时间病理、时间诊断、时间治疗、时间免疫、时间营养、时间功效学等方面。

关于经络形态结构的研究，很多年来一直被国内外学者所重视，《中国医药学报》1988 年 4 期和 10 期，分别发表了综述和研究报告。综述中介绍了用大体解剖学、组织学、组织化学等方法研究的情况，其总的结论是："经络现象的物质基础是什么，目前尚无定论"。但从研究中看到，"它可能是神经或者是血管和淋巴管，或者是富含神经、血管、淋巴管和细胞的结缔组织；也可能是组织细胞或其他组织。"而研究报告《经络在表皮层和角质层的低阻抗特性及其形态学实质的研究》一文指出，在经络循行线上，有低阻抗的特性，这一低阻抗在被截下的肢体表面，甚至在被剪下的表皮上仍然存在，说明"经络线的低阻抗不仅和神经、血管、汗腺等结构没有直接关系，而且和角质层以下的其他各层细胞结构也没有直接关系。"这"证明经络线低阻抗这一生物物理特性的实质，即其物质基础就是经络线上较薄的角质层"。其结论"经络系统实际上不仅是一条体表的循行线，而且也是沿着 LPSC 线下面的多层次的一个空间结构。"但研究人员称，尚不能回答经络这一复杂的功能和结构，何以"都集中在经络线下面这个空间"，其物质结构和"神经、血液循环系统的相互关系"等问题。

应用仪器对脉象进行研究，也有几十年的历史。目前

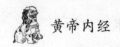

对弦脉、滑脉、孕脉等几种脉象图有了比较可靠的描记，但总的看来成绩不够突出。我认为其原因之一在于研究部位的选择方面，多选"寸口"脉进行研究，这就必然出现很多困难。因为在这"一寸"狭小范围内有 28 部脉，再加上相兼脉，则 28 的排列组合，将会有数百种脉象，从而反映疾病的千变万化。而目前"脉象仪"等有关仪器的设计和生产技术，则不能适应这一复杂的研究对象，因而使研究工作不能取得满意的成果。假如从《内经》不仅有"独取寸口"，尚有遍身诊脉法的理论看，若能选择脉象变化少、反映人体状态单一的部位，如太溪、跗阳脉等进行研究，以目前的技术条件，似有可能较易取得某些突破。在突破一点之后，会使认识产生某种飞跃，必将有利于对"寸口"脉的研究，有利于对切脉诊病的实质的认识。

最近出版的《内经多学科研究》一书，从哲学、医学心理学、信息论、控制论、系统观、耗散结构理论、泛系分析、天文历法、医学气象学、物候学、时间生物医学、分子生物学、激光、电子计算机等 19 个方面，对《内经》进行了研究。

当然，上述介绍仅是简略言之，对《内经》的研究无论是传统的方法，还是多学科的角度，在研究的具体方法和内容方面，都远不止于此。

（二）实际探索

1. 《内经》指导临床实践

《内经》对临床的指导作用可通过一些案例窥其端倪。

舌体鲜红肿大案例

张某，女，26岁，未婚，1976年诊。

患者突然发热烦躁，约半小时后，舌体肿大鲜红，露出口外不能缩回。

于发病后约一小时，延余诊治，症见舌红大，面赤，烦躁不安，口中发出唔唔之声，脉象弦数。

认证过程：《灵枢·五阅五使》云："舌者心之官也"，《素问·阴阳应象大论》谓："心主舌"，该患者突出症状为舌体鲜红肿大，当考虑其病与心有关。又知患者多年境遇不佳，心情郁闷已久，故亦应与肝有关，且脉弦，亦主肝病。因此病位当在"心、肝"二脏。

舌红脉数、心烦面赤，均为火热之象，又《素问·脉要精微论》云："数则烦心"，言数脉为热，热扰心神故烦。其病新发，邪气正盛。因此病性当属"实热"。

确定治法：心肝两脏实热证候已定，当用清泻心肝之法，经所谓"实则泻之"。

针药处理：针刺最为简捷，故急当针之，选"内关"，用泻法。此穴为手厥阴心包经之穴，心包可"代心用事"，

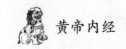

故刺之可泻心火；又手厥阴经与足厥阴肝经，同属"厥阴经"，在生理与病理方面有密切关系，故刺此穴亦可泻肝经之实热。前人亦有云："内关治心胸"。

继之用药，忆起旧版《中医学大辞典》曾有冰片点舌上，治舌体红肿的记载，我在授课时多次举此条，向学生解释"心主舌"。因此药善泻心肝火热，且芳香走散，效果甚速。故取少量冰片点舌上。复用黄连温胆汤一剂，立饮。黄连苦寒，善泻心火；温胆汤原为清胆经痰热之方，用以治疗肝经火热者，正取《素问·阴阳应象大论》"阴病治阳"之意，清胆腑以泻肝脏。散者，散也；汤者，荡也。以冰片作散剂用，散其心肝之火热；复用汤剂，以荡涤之。

效果：针刺后很快使烦躁得到缓解；冰片点舌约 15 分钟后，患者口中流涎，40 分钟后舌体缩回口腔，已能安卧；患者傍晚发病，服汤剂后即休息睡眠。次日病愈，上班工作。

2. 通过实践理解《内经》

对"四维相代"的认识

《素问·生气通天论》云："因于气，为肿，四维相代，阳气乃竭"。如何理解"四维相代"呢？我在读《内经》时也翻了有关书籍，前人对这句话的注释不一。或谓四肢行动不利，彼此借力而相代替；或谓气虚浮肿，而肿势在手足交替发生；或谓气滞不行，四肢交替浮肿。1987年本人参加编写的高等中医院校教学参考书《内经》一书，改变了前人将"四维"作"四肢"的解释，而认为"四维"是"四季"，"四维相代"即是四时气候严重紊乱，天地间以及人体的阳气（正气）就要受到摧残。

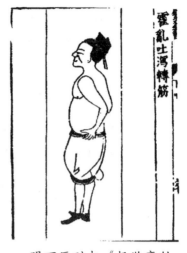

明万历刊本《杨敬斋针灸全书》针灸方图中霍乱吐泻转筋取穴图

在临证经验尚少的情况下，只能凭自己原有的理论知识判定是非，虽然认为上述各种说法，都有一定道理，但对所谓"四肢交替为肿"即手肿消而足肿，左肿消而右肿，似乎不可理解。及至临床若干年之后，则不仅见到了因为气虚而手足交替为肿的病例，也遇到了左右两足交替为肿的患者。现举一例如下。

栾某，男，56岁，1978年4月诊。

患者自诉：四年来双足踝至趾端，左右交替浮肿，约一个月交换一次。经几个医院做血、尿等多种检查，均无阳性发现。来诊时见其左足浮肿，按之略呈凹陷，皮肤颜色比小腿处明显暗黑，皮温度正常。右足不肿，肤色亦较暗。兼有乏力、腰酸、二便调，脉缓，苔薄白。

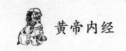

辨证过程：前人所谓"四肢交替为肿"虽未敢确信，但该患者乏力、腰酸、脉缓，苔薄白等表现，当属脾肾两虚。

确定治法："虚则补之"，双补脾肾。

炙黄芪 15 克　　炒白术 8 克　　党参 12 克

云茯苓 12 克　　熟附片 10 克　　独活 8 克

淮牛膝 12 克　　炒杜仲 10 克　　细辛 3 克

全当归 12 克　　赤芍药 10 克　　防风 5 克

炙甘草 6 克

水煎服，每日一剂，连服十剂。随访年余，两足未再肿胀，告愈。

体会：尽管对"四维相代，阳气乃竭"有不同的解释，但通过临床实践，可以肯定地说"气虚而交替浮肿"的提法，是符合临床实践的。而在未经过实践的时候，对这种解释则是持怀疑态度。但是，气虚为什么会出现四肢交替浮肿呢？对于气虚不能化水，以致水液停留而见浮肿，是容易理解的，不过这类浮肿，一般并无左右上下交替的特点。其出现交替浮肿，是否可以理解为"阳气不能达于全身"所致？如同我们常以补阳还五汤治半身不遂、以桂枝黄芪五物汤治半身无汗，对此类半身症状病机的理解那样。

3. 不断学习新知识

《素问·异法方宜论》云："圣人杂合以治，各得其所宜"，《移精变气论》谓："去故就新，乃得真人"。圣人、真人，都是指医德高尚、医术高超的医生。杂合以治，即是根据疾病需要，选用适宜的治疗方法，或者几种方法并用。这就要求医生必须掌握多种治疗技术，同时还应随时学习新技术，切勿因循守旧、固步自封，此即所谓"去故就新"。

《内经》的这种不断进取、发展学术的观点是非常可贵的，但是多少年来我们在实践中，虽正确地采取了崇敬前贤的态度，却在一定程度上忽视了对"去故就新"的宣传。以致给人造成一种印象，似乎中医的理论与技术，一概以最古最好，永远不会发展。我的一位任人体解剖学教授的朋友，当听到我"要备课"时说："《内经》是几千年的东西，还备什么课。"似乎做《内经》教师可以一劳永逸，读几篇原文便可圆满完成任务了，这显然是个误解。此话出自其他人之口尚可理解，却偏偏出自解剖专家之口，众所周知，人体解剖学作为一门学科，当然在不断的进步，但就其研究的对象而言，却不知要比《内经》古老多少倍。其研究对象的每一微小变化，大概也需要以十数万年计。这个事例，足以证明我们的宣传工作做得很不够。

除了宣传不足之外，在中医队伍内部也很可能确有少数人存在着某些保守思想、表现出某种保守作风，以"正

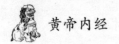

统"自居，而不积极接受新事物，甚至不愿意学习自己不熟悉的中医其他疗法。这样，将会使自己的知识面、治疗技术越来越狭窄，必然限制学术水平的提高。

从公开发表的中医论文和出版的书籍中，我们看到很多中医同道，尤其是中青年同道，在中医理论和临床技术各个方面，刻苦钻研、认真总结，取得了丰硕成果。一些同道可掌握中医多种诊治技术，如药物、针灸、气功、按摩等，同时还在保持和发扬中医特色的前提下，学习其他现代科学，包括西医学的实验和临床诊治方法。这样做正是《内经》所要求的"去故就新"，也才能在临床中做到"杂合以治，各得其所宜。"

《黄帝内经》
医理百家类证系方

《黄帝内经》
灵素通义之百家研究泛览

一、摄生理论

摄生就是养生，是人类认识了与自然界的相应关系后，通过调摄精神形体，增强体质抗力，以达到防病却老的目的。

生物界如石燕、商羊、青蛙、候鸟……皆能预知风雨阴晴而与自然相适应，何况人类？"月晕而风，础润而雨"，"风雨寒热，不得虚，邪不能独伤人"，"动作以避寒，阴居以避暑"，"逆之则灾害生，从之则苛疾不起"，"养备而动时，天不能病"。所以，适应自然既是人类的本能，也是人类不断研究的课题。

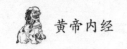

（一）天人相应观

【原文】

天覆地载，万物悉备①，莫贵于人。人以天地之气生②，四时之法成③。（《素问·宝命全形论》）

【注释】

①万物悉备：任应秋："以万物概括自然界。古代劳动人民通过长期的实践认识，开始提出万物由木、火、土、金、水五种基本元素所构成。"

②人以天地之气生："气"是人的生命的物质基础，人和万物一样，都是天地自然之气合乎规律的产物，《庄子·知北游》："气聚则生，气散则死"，没有什么神秘，所不同者，正如荀子说的："水火有气而无生，草木有生而无知，禽兽有知而无义，人有气有生有知亦且有义。"（《荀子·王制篇》）故人在万物中最为宝贵，因为人"能应四时"，"知万物"。当

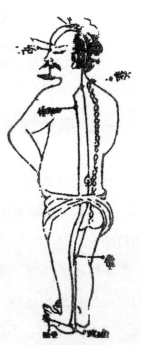

明代吴嘉言《针灸原枢》经穴图中的足太阳膀胱经人形之图

代科学家钱学森说："人体不是一个封闭系统而是一个开放的、复杂的巨系统"，要维持人体的生命活动，必须与外界环境发生联系。

③四时之法成：张景岳："春应肝而养生，夏应心而养长，长夏应脾而养化，秋应肺而养收，冬应肾而养藏，故以四时之法成。"（《类经·针刺类九》）

【名家论述】

刘长林："天是自然，我们通过对气、阴阳、五行和形神理论的考究，已经可以大致了解《内经》的作者对'天'的基本看法。在《内经》中，'天'或'天地'就是自然界。《内经》的特点在于，它着重从医疗实践论证了天就是自然科学研究的对象，是自己在那里运动变化着的物质世界，而没有什么最高的主宰者。"（《内经的哲学和中医学的方法》）

【凡按】

天人关系问题是《内经》时代哲学领域激烈争论的问题之一，《内经》天人关系学说的出发点，认为医学研究的对象是人体。因此，《内经》比较详尽地考察了人，考察了人和天的关系，用医学、天文学、气象学等自然科学的材料论证并丰富了天人关系理论。即"以人为本的天人观"。（《中国唯物论史》）

然而，时代是进步的。早在一百年前，伟大的导师恩

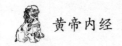

格斯就指出："生命是蛋白体的存在方式，这个存在方式的基本因素在于和它周围的外部自然界的不断的新陈代谢，物质交换与能量流动。"在医学实践中，蛋白质有特殊的重要意义。人是生物，中医学说中提出了"精、气、神"的观点，接触到了人体的物质、能量、信息……，这是人体不同于其他生物的最基本特征，是人体不仅具有生命，而且还具有精神。从20世纪，50年代后期开始，逐渐形成了将人体，心理活动同自然、社会环境联系起来综合防治疾病的思想，因而使生物医学模式逐步向生物—心理—社会自然医学模式迈进。即钱学森所说的"开放性复杂巨系统"。（《论人体科学》）这就超越了狭义科学的领域，而还给了中医广义科学的本来面目。它的发展前途，既体现中医的整体医学，又是现代科学研究的"大生态医学模式"。正说明了"人以天地之气生，四时之法成"，聚则成形，散则无象，"万物以息相吹"的这一客观规律。

【原文】

太虚寥廓①，肇基化元②，万物资始，五运终天③，布气④真灵，总统坤元⑤，九星⑥悬朗，七曜⑦周旋，曰阴曰阳，曰柔曰刚⑧，幽显既位，寒暑弛张⑨，生生化化，品物咸章⑩。（《素问·天元纪大论》）

【注释】

①太虚寥廓：即太空广阔无边。

②肇基化元：张景岳："肇，始也，基，立也。化元，造化之本原也。"即指宇宙是生化本元的基础。

③五运终天：张景岳云："资始者，万物藉化源而始生，终天者，即五运终周天之三百六十度。"

④布气：张景岳云："布天元之气，无所不至也"。

⑤坤元：指地之德为生长万物的根源。

⑥九星：指天蓬、天芮、天冲、天辅、天禽、天心、天任、天柱、天英。

⑦七曜：即日月五星（金木水火土），王冰："周为周天之度，旋谓左循天度而行。"（《王氏次注黄帝素问》）

⑧曰柔曰刚：《类经》："邵子曰：'天之大，阴阳尽之。地之大，刚柔尽之。故天道资始，阴阳而已，地道资生，刚柔而已。此又以阴阳刚柔，合天地而总言。'"

⑨寒暑弛张：吴崑："往者为弛，来者为张。"寒暑弛张即寒暑往来。

⑩品物咸章：品，众也，多也。品物，即是万物。咸者是皆的意思。"章"：昭著也。吴崑："生生化化者，生化之繁多也。章者，物形彰显也。"（《吴氏素问注》）

【名家论述】

匡调元："《易传》：'大哉乾元，万物资始'，'至哉坤元，万物资生'意思是万物有它的开始，有它的生化发展，变易的思想已蕴藏在其中。这堪称是中国唯物主义与

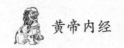

辩证思维的始基。《内经》秉受这一思想：'太虚寥廓。肇基化元，万物资始，五运终天'等十四句，这种认识既体现了《易》的物质观念，又体现了《易》的运动观念，更体现了二者相关的思想。"（《中医体质病理学》）

孟庆云："这是在元气论的基础上又引用了五运行学说，以五运行为元气演化的动力。在现代的自然观中竟能找到元气论的影子，这些已经引起东西方文化的学者们的注意。"（《中医理论渊薮》）

【凡按】

"天"就是由列星、日月、四时、阴阳、风雨等组成的自然界，它丝毫也不神秘。这段经文的大意是，宇宙浩渺无垠，充满了具有生化能力的元气，这就是世界的始基。一切有形之体皆仰借元气的生化而成。它统摄着大地万物的升发凋谢，产生了明亮的九星悬耀太空，造成了光明五星有迟有速有顺有逆的运行，于是出现了阴阳消长、柔刚生杀、昼夜明暗、四时交替、寒暖相移的作用和现象。有了这一切，万物才生生不息，彰明昭著。可见天地未开之前，宇宙中只有元气，万物都是元气合成的。因此元气是万物的开始。这就驳斥了上帝创造世界的谰言，进一步论证了世界的物质统一性。这是我国最早的天体演化理论之一。（参《内经的哲学和中医学的方法》）

【原文】

善言天者，必应于人；善言古者，必验于今；善言气者，必彰于物；善言应者，同天地之化；善言化言变者，通神明之理[①]。（素问·气交变大论）

【注释】

①通神明之理：张景岳："圣人智周万物，故能通于无穷，究于无极，因天以应人，因古以知今，因气以应变化，以通神明之理。"

【名家论述】

刘长林："《内经》天人关系的出发点，基本上与先秦学者荀况的'明于天人之分'和'戡天'的主张相一致。"按：《内经》："善言天者，必有验于人"集中地表现了《内经》天人关系理论的特色，意思是关于天的知识，必须通过人体和人类活动得到验证。

陆广莘："人为本，天为标，人体正气为本，环境邪气为标"。按，人和天有共同规律。《内经》强调了天和人的统一性，把人的需要和对人的研究，放在天人关系理论的中心地位。因而也是基本上符合唯物辩证法宇宙观的。所谓"应人、验今、彰物、同化，"也是人对"天地自然"认识的深化，是通过改造客观世界来实现的。

【原文】

帝曰：地之为下否[①]乎？岐伯曰：地为人之下，太虚

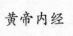

之中者也②。帝曰：冯乎③？岐伯曰：大气④举之也。燥以干之，暑以蒸之，风以动之，湿以润之，寒以坚之，火以温之⑤。故风寒在下，燥热在上，湿气在中，火游行其间⑥，寒暑六入⑦，故令虚而生化也⑧。故燥胜则地干，暑胜则地热，风胜则地动，湿胜则地泥，寒胜则地裂，火胜则地固矣。（《素问·五运行大论》）

【注释】

①否：疑问词。

②太虚之中者也：张景岳："以人之所见言，则上为天，下为地。以天地之全体言，则天包地之外，地居天之中，故曰太虚之中者也。"

③冯：冯与凭字通。张景岳注："言地在太虚之中而不坠者，果亦有所依凭否也。"它的原理，是运动则不坠。

④大气：张景岳："太虚之元气也。乾坤万物，无不赖之以立，故地在太虚之中，亦惟元气任恃之耳。"（《类经》）

⑤火以温之：张景岳："此即大气之所化，是为六气而运用于天地之间者也。曰燥、曰暑、曰风、曰湿、曰寒、曰火，六者各一其性，而功用亦异。"

⑥火游行其间：张志聪："风、寒、暑、湿、燥、火，在天无形之气也。干、蒸、动、润、坚、湿，在地有形之征也。"（《素问集注》）

⑦寒暑六入：寒暑，指一年；六入，指燥、暑、风、湿、寒、火六气。盖言大气下临大地如自外而入。张景岳注："寒暑再更而气入者六"，故称六入。

⑧虚而生化：张志聪："而六者之气，皆入于地中，故令有形之地，受无形之气，而生化万物也。"

【凡按】

"帝曰：凭乎？岐伯曰：大气举之也。"这问答虽然很简单，但观点明确，表明《内经》一方面采纳了宣夜说的理论，认为地球和其他星体一样，悬浮在太空之中全靠气的作用；另一方面也吸取了浑天说的思想，说明了地与天的关系，断定我们生活的大地并非在天之下，而是在太空之中，实际上承认大地是一个立体的球体，不像盖天说那样，把大地说成是一个四方平面或拱形平面，这在当时自然科学水平尚不发达的当时，显然是非常难能可贵的。其间"寒暑六入，故令虚而生化也。"意思是太空之中，存在着燥、暑、风、湿、寒、火六气，能分别发生干、蒸、动、润、坚、温六种使用。一年之中，随着阳光的照射，四季寒暑的变迁，六气侵入大地，使大地生化万物。这样，《内经》就在气的基础上，把天体演化、宇宙构成和大地上的气化三种学说统一起来，组成一体了。

然而，"地球是太阳系的绿洲，是滋生生命的温床，是各种生物和人类繁衍生息的乐园。地球大气圈、水圈、地壳岩石圈及其风化产物——土壤圈构成了地球生命起源，与生物进化的大环境。因而，生物与人类的生命过程同地壳表面的化学成分，保持着血肉联系。"（张斌《全息医学论》）说明《内经》作者的宇宙观是非常符合辩证唯物主义的，与现代科学的研究似乎有着某种默契。

【原文】

天气，清静净光明者也，藏德不止，故不下也①。天明则日月不明，邪害空窍②，阳气者闭塞，地气者冒明③，云雾不精④，则上应白露不下。交通不表⑤，万物命故不施，不施则名木多死。恶气不发⑥，风雨不节，白露不下，则菀槁⑦不荣。贼风数至，暴雨数起，天地四时不相保⑧，与道⑨相失，则未央⑩绝灭。唯圣人从之⑪，故身无奇病⑫，万物不失，生气⑬不竭。（《素问·四气调神大论》）

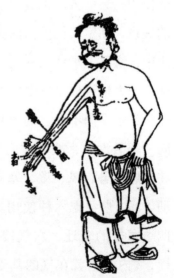

明代吴嘉言《针灸原枢》经穴图中的手厥阴心胞络经人形之图

【注释】

①故不下也：王冰："四时成序，七曜周行，天不形言，是藏德也。德隐则应用不屈，故不下也。"

②邪害空窍：马莳注："扰人之邪气塞害空窍而空窍不通也。"此乃借人以论天。"空窍指耳、目、口、鼻。"（《内经素问注证发微》)"

③冒明：昏冒而不光明。

④云雾不精：王冰："云雾不化精微之气上应于天，而为白露不下之咎。"

⑤交通不表：交通，指天地之气相互感应。不表，即不彰明，失常的意思。吴崑："阴阳二气，贵乎交通，若交通之气，不能表扬于外，则万物之命，无所施受，无所施受则名木先应而多死。"

⑥恶气不发：恶气，害气也，即上文邪害空窍，闭塞冒明之气。不发，不发散也。

⑦菀槁：菀，通郁。槁，枯槁也，此指万物抑郁枯槁而不荣。

⑧不相保：保，保持。不相保，谓天地升降和四时寒暑失常。

⑨道：四时调神之道。

⑩未央：犹未半也，未央绝天。即不得尽其天年而死的意思。

⑪从：顺也。《太素》作"顺"。

⑫身无奇病：胡澍："奇当为苛字，形相似而误。苛亦病也，古人自有复语耳，字本作'疴'。《说文》：'疴，

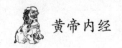

病也'。"

⑬生气：即生机。张志聪注："万物不失其自然，而生气不绝也。"

【名家论述】

赵棣华："此段经文，阐明人不适应四时气候的变化，就会发生疾病，进而提出'预防为主'的方针，以及'春夏养阳，秋冬养阴'的具体预防措施。"（《内经新识》）

【凡按】

"天明则日月不明"，历代注家认为是个棘手问题。《黄帝内经素问校注》曰："天明之明与萌通，萌又与蒙通（《易·蒙》郑康成注）。天明即天蒙，有阴霾晦塞之象。"此说甚是，如"乌蒙磅礴"，"日照短，阴雨多，气温低，湿度大"（《江山多娇》）即其例证。可见经文"天明则日月不明"，一句中两个明字，形同而音义不同，则象形、指事有天壤之别，此一关键词注释清楚，则下文"阳气者闭塞，地气者冒明，云雾不精，则上应白露不下"等迎刃而解。

【原文】

万物之外，六合之内，天地之变，阴阳之应，彼春之暖，为夏之暑，彼秋之忿①，为冬之怒②，四变之动③，脉与之上下，以春应中规④，夏应中矩⑤，秋应中衡⑥，冬应中权⑦，是故冬至四十五日，阳气微上⑧，阴气微下；夏至四十五日，阴气微上，阳气微下。阴阳有时，与脉为期⑨，期而相失，知脉所分，分之有期，故知死时。（《素问·脉要精微论》）

【注释】

①彼秋之忿：指秋气劲急。

②为冬之怒：气势充盈，不可遏抑，这里指冬气严寒。高士宗注："春暖夏暑，秋忿冬怒"。忿、怒，这里是凉、寒的代词。（《素问直解》）

③四变之动：指春夏秋冬四季的变动。上下，指脉象的浮沉。

④春应中规：张景岳："规者所以匀圆之器。春气发生，圆活而动，故应中规。而人脉应之，所以圆滑也"。

⑤夏应中矩：张景岳："矩者所以为方之器。夏脉洪大滑数，如矩之象，方正而盛，故曰夏应中矩也。"

⑥秋应中衡：张景岳："衡，平，秤横也。秋脉浮毛，轻涩而散，如衡之象，其取在平，故曰秋应中衡也"。

⑦冬应中权："权"，秤锤也。张景岳："冬时天气闭藏，脉应沉石深重，则下沉而中权之度矣"。规矩权衡四字。是形容应四时的脉象。

⑧阳气微上：张景岳；"冬至阳生，故冬至后四十五日以至立春，阳气以渐而微上，阳微上则阴微下矣。夏至

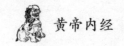
阴生，故夏至后四十五日以至立秋。阴气以渐而微上，阴微上则阳微下矣。"

⑨与脉为期：脉与四时阴阳变化时期相应，是为正常，若不相应，则可根据季节和脉象判断病在何脏，而知其死亡的时节。

【名家论述】

匡调元："医易相通，天下万物没有一样不在动，一动就要变，《周易》的'易'字，就是变和动的意思，这是《周易》一书的精髓所在。《内经》遵循《易》理，从《四气调神论》讲春夏秋冬四时之变，《生气通天论》则讲天人相应之变，继论阴阳应象协调之变，后论阴阳上下离合开阖之变，最后七篇大论讲五运六气之变，由此可见，《内经》处处强调一个'变'字。"按：此不啻为本条原文画龙点睛。

【原文】

《上经》①曰：夫道者上知天文，下知地理，中知人事，可以长久，此之谓也②。帝曰：何谓也？岐伯曰：本气位也。位天者，天文也。位地者，地理也。通于人气之变化者，人事也。故太过者先天，不及者后天，所谓治化③而人应之也。（《素问·气交变大论》）

【注释】

①《上经》：古经书名。

②此之谓也：姚止庵："三才之气，各有定位，是其本也。天文者，星辰风雨寒暑也，其气本天而位乎上。地理者，山川飞潜动植也，其气本乎地而位于下。人事者，气血虚实表里顺逆也，其气本于人而位乎中。三者本相应，而其气不能不偏，偏盛则先时而气至，偏衰则后时而气至。天之'治化'见于上，于是人之实者无病而虚者病矣。"此注要言不烦。

③治化：张景岳云："天之治化应于上，则人之安危应于下"，亦说明这一问题。

【名家论述】

李聪甫："'人与天地相应'的思想。自《内经》始即已引进医学领域。由于人之动止本乎天地，故人必须顺应自然变化。以百病、百候、百变，皆天地阴阳逆从而生，故养生治病均必须认识和掌握自然变化之规律。'知人者必有验于天，知天者必有验于人'。从而，鉴者决之以药、济之以针，则形体有可救之病；化之以道，佐之以事，则天地有可去之灾。"（《中藏经校注》）。

【凡按】

古人立说，都有个中心思想，把实践的东西作高度概括。如司马迁写《史记》："究天人之际，通古今之变，成一家之言"。《内经》"上知天文，下知地理，中知人事。"都是启发后人宏通博识，况《内经》为性命之学，

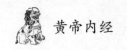

乃古代的"百科全书",学者更宜究心。

(二) 适应自然

【原文】

苍天①之气,清净则志意治②,顺之则阳气固,虽有贼邪,弗能害也,此因时之序③。故圣人传精神④,服⑤天气而通神明⑥,失之则内闭九窍,外壅肌肉,卫气散解⑦,此谓自伤,气之削也⑧。(《素问·生气通天论》)

【注释】

①苍天:张景岳注:"天气深玄,故曰苍天"。

②清净则志意治:吴崑:"清净,谓上下天光无疾风骤雨之意,人之生气通天,故志意亦治。治,谓精爽也,人能顺之,勿令暴喜暴怒,如苍天之清净,则胸次悠然,阳气因之而固矣。"

③因时之序:序,顺序、次第。因时之序,则顺四时的次第而养生。张景岳谓:"因四时之序,如四气调神之谓是也"。

④传精神:俞樾《内经辩言》云:"传,读为抟,聚也。抟聚其精神,即《上古天真论》,所谓精神不散也。"

⑤服:从也,顺也。

⑥神明:指阴阳的变化。如《素问·阴阳应象大论》说:"阴阳者,……神明之府也"。

⑦散解：即涣散不收。《灵枢经》曰："卫气者，所以温分肉而充皮肤，肥腠理而司开阖者也。

⑧气之削也：削，消削、消耗。王冰注："夫逆苍天之气，违清静之理，使正直之气如削去之者，非天降之，人自为之尔。"

【名家论述】

赵棣华："经文说明人类不能离开自然界而生活，人和自然界的关系是非常密切的。这种'天人相应'的道理，是有一定的科学性的，但'天定胜人'，'人定亦能胜天'，并且还能改造自然，决不能'自伤'、'气削'。"

【凡按】

赫胥黎《天演论》："物竞天择，适者生存"。通过大量生物进化现象，揭示出凡是不能适应环境的物种必遭淘汰，适应自然环境的物种才能保存下来，得以繁衍。但，有了人类，已不再有"纯自然界"，因为人类出现后即对自然界进行了干预。《阴符经》作者看到人向自然索取的必然性，却没有指出人向自然索取有一个限度，无限索求，必遭自然界的报复。比如滥伐林木，滥垦荒地，滥捕鸟兽，破坏生态平衡，会造成洪水泛滥、土地沙漠化，给人类自身的生存带来威胁。人是一个小自然界"无失天信，无失气宜，无翼其胜，无赞其复，是谓至治。"这正是《内经》告诫人们必须依循客观世界运动变化，以稳定

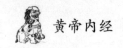

机体的生态平衡的法则。

【原文】

故风者，百病之始也①，清静则肉腠闭拒，虽有大风苛②毒，弗之能害，此因时之序也③。（《素问·生气通天论》）

【注释】

①百病之始：姚止庵云："善入而人不知者，风也。诸邪病人，惟风为最。"

②苛：杨上善注："苛，害也"。

③因时之序：即能随时序的变化而顺应的意思。

【名家论述】

张景岳：凡邪伤卫气，如寒暑湿燥风者，莫不缘风气以入，故风为百病之始。然卫气者，阳气也，人惟清静，无过劳扰，则腠理闭而阳气固，虽有大风苛毒，弗之能害也。所谓清静者无他，在因时之气序耳。如四气调神论曰：应春气以养生，应夏气以养长，应秋气以养收，应冬气以养藏。逆之则灾害生，从之则苛疾不起，顺其自然，是得四时规矩权衡之道。"

【凡按】

上节强调内因，此强调外因，说明治病须治人的道理。但不能片面理解，六淫是致病因素，应明确"风雨寒

热，不得虚，邪不能独伤人"之
经旨。

【原文】

黄帝问曰：余闻古之治病，
惟其移精变气①，可祝由而已②。
今世治病，毒药治其内，针石治
其外，或愈或不愈，何也？岐伯
对曰：往古人居禽兽之间，动作
以避寒，阴居以避暑，内无眷慕③
之累，外无伸宦④之形，此恬憺之
世，邪不能深入⑤也。故毒药不能
治其内，针石不能治其外，故可
移精祝由而已。当今之世不然，
忧患缘其内，苦形伤其外，又失

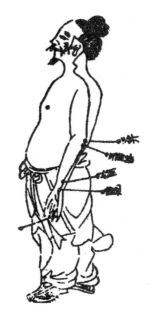

明代吴嘉言《针灸
原枢》经穴图中的手少
阳三焦经人形之图

四时之从，逆寒暑之宜，贼风数至，虚邪朝夕，内至五藏
骨髓，外伤空窍肌肤，所以小病必甚，大病必死。⑥（《素
问·移精变气论》）

【注释】

①移精变气：王冰云："移谓移易，变谓改变。皆使
邪不伤人，精神复强而内守也。"

②可祝由而已："告神之辞曰祝"，祝与咒同。"由，
病所从生也。"马莳："上古毒药未兴，针石未起，惟移精

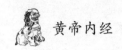

变气，可祝由而已其病。"③眷慕：高士宗注：眷恋思慕也。

④伸宦：张景岳："伸，屈伸之情。宦，名利之累。"胡天雄云："'伸宦'二字疑为误文，应是外无劳累之形。"可从。

⑤邪不能深入：张景岳："性淡则天真完固，气血充实，邪不能入。"

⑥大病必死：张志聪："心志忧虑则伤神，苦形烦劳则伤精，逆其四时则伤气。贼风，贼害之风。虚邪，虚乡不正之邪也。精神内虚，故小病必甚。无正气以胜邪，故大病必死也。"

【凡按】

"古者巢居穴处，夕隐朝游禽兽之间，然动躁阳盛，故身热足以御寒；凉处生寒，故阴居可以避暑。而志捐思想，内无眷慕之累；心无愿欲，故外无伸宦之形。静保天真，自无邪胜。是以移精变气，无假毒药，祝说病由，不劳针石即已。"此即精神疗法之嚆矢，以诱导人体的自然疗能。

明代制度，医术十三科：大方脉、小方脉、妇人、伤寒、疮疡、针灸、眼、口齿、咽喉、接骨、金镞、按摩、祝由。今祝由失其传，惟民间尚有之。

然而，时代变迁，古今异轨，"祝由已病"类似今之催眠术，实属精神疗法的范畴。明·韩㦮著《韩氏医通》载："治白虎历节风，久卧，尚巫不能药者，以霞天膏和白芥子未作墨，书字入水，顿服一缶，吐利交作，去胶痰、臭汗数斗（升）而起。谓予之符水有神。因忆古有祝由科，全类巫觋，莫亦仁人出奇以活人，而遂失真者耶。"其临床实践疗效尚佳，似可作为佐证。

【原文】

其于寿夭何如？岐伯曰：阴精所奉其人寿，阳精所降其人夭①。帝曰：善。（《素问·五常政大论》）

【注释】

①其人夭：王冰："阴精所奉，高之地也。阳情所降，下之地也。阴方之地，阳不妄泄，寒气外持，邪不易中而正气坚守，故寿延。阳方之地，阳气耗散，发泄无度，风湿数中，真气倾竭，故夭折……"。

【名家论述】

巫君玉："此条是两节内容，第一节'阴精'、'阳精'，不能机械地以西北、东南为区划，尚有人的素质和阴阳相济的条件在内，否则将误解为东南人皆夭，西北人皆寿矣。解放后，人口调查报道中，武汉、闽、浙间高寿者比比皆是，岂东南人定夭哉"。

【凡按】

人之寿夭关键在于人体脏腑强弱，气血盛衰。内脏形

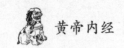

质强固，营卫调和，气血旺盛，则能长寿，反之则短寿或卒死或已病难愈。本节强调天赋素质之重要，《灵枢·本藏》也反映了相似的看法。如："五脏皆坚者无病，五脏皆脆者不离于病。"并认为五脏位置、形态、性质，因禀赋不同而各有差异，这于健康及发病有较大影响。先天固属重要，而后天调养亦不可忽视。如使"六腑化谷，津液布扬"，生理活动得以正常进行，寿命即能维持长久。

【原文】

无先天信，无逆气宜，无翼其胜，无赞其复，是谓至治。①《素问·六元正纪大论》

【注释】

①是谓至治：张景岳："客主气运，至必应时，（春温、夏热、秋凉、冬寒）天之信也。不知时气，失天信矣。与之相适应的寒热温凉药物，用之必当，气之宜也。不知逆从，逆气宜矣。翼其胜，赞其复，皆助邪也。知而勿犯，是谓至妙之治。"

【凡按】

这段话的意思是，治疗时不可违背天时节气（天信），不可与寒热温凉之气相逆，必须遵守"用温远温，用热远热，用凉远凉，用寒远寒（"气宜"）之类的原则，如春用麻黄，夏用桂枝，秋用黄芩，冬用石膏，此逆寒热温凉之时，宜疏远与气候不相适应的寒热温凉之药，以免翼其胜而赞其复。不仅用药如此，就是饮食也是同样的道理，如"夏饮水、冬饮汤"之类。但有反常者如夏天气候反寒，冬天气候反温，又宜舍时从证矣。据《中医体质病理学》的研究，"证候是病因作用于个体体质之后，所产生的临床表现。"如夏月'伏阴"，有病"洞泻寒中"者，王好古《阴证略例》用理中、四逆是也；冬令"愆阳"，亦有风寒郁而产生内热者，张仲景《伤寒论》用白虎、承气是也。这就是辨证论治亦即"辨质论治"，不为时令所拘也。

（三） 自我调节

【原文】

上古之人，其知道者①，法于阴阳，和于术数②，食饮有节，起居有常③，不妄作劳④，故能形与神俱⑤，而尽终其天年⑥，度百岁乃去。今时之人不然也，以酒为浆⑦，以妄为常，醉以入房⑧，以欲竭⑨其精，以耗⑩散其真，不知持满⑪，不时御神⑫，务快其心，逆于生乐⑬，起居无节，故半百而衰也。（《素问·上古天真论》）

【注释】

①道：如马莳注："道，大道也。天地万物之所同具也。违背自然规律，即失养生之道。

②法于阴阳，和于术数：法，取法、仿效的意思。阴

阳，指自然变化的规律。和，调和，协调的意思。术数，诸注不一。主要是导引、按摩、吐纳等修身养性之法。

③起居有常：起，活动；居，止息。吴昆："饮食有节，则不伤其肠胃，起居有常，则不殃其精神"。

④不妄作劳：吴崐云："用力谓之作，过作谓之劳……不妄作劳，则能和其气血"。

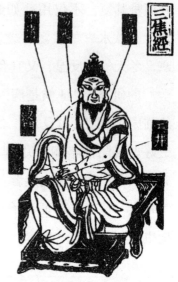

《铜人图经》五腧穴图中的三焦经图

⑤形与神俱：姚止庵："形者神所依，神者形所根。故惟知道者，为能形与神俱，俱犹偕也"。

⑥尽终其天年：天年，天赋的寿命，亦即自然寿命。古人认为人的自然寿命是一百二十岁。如《尚书·洪范》说："一曰寿，百二十岁也"。本文中所谓"度百岁"、"天寿"等都是指的自然寿命。人活到百岁以上而死，叫做"尽终其天年"。

⑦以酒为浆：吴崐："古人每食，必啜汤饮，谓之水浆"。这里作汤水解。

⑧醉以入房：入房，即指性交，古称房事。马莳：

"彼则以酒为浆，异于上古之人饮食节者矣。以妄为常，异于上古之人不妄作劳者矣。醉以入房，以情欲而竭其精，以竭精而耗散其真。"

⑨竭：这里作动词用，犹"竭泽而鱼"的竭。

⑩耗：即嗜好，胡澍注："耗，读嗜好之好，好亦欲也"。

⑪不知持满：王冰："言爱精保神如持盈满之器，不慎而动，则倾竭天真"。

⑫不时御神：胡澍："时，善也。不时御神，谓不善御神也"。御，统摄，治理的意思。《孙子家语》注云："御，统也，治也"。

⑬生乐：王冰作养生之乐解，注云："快于心欲之用，则逆养生之乐矣"。

【名家论述】

赵棣华："本段经文，迄今仍为健康的良言。反之，若生活不轨，饮食无节，饮酒无度，醉酒行房，纵情色欲，必耗精伤神，体质日衰，不但易于百病丛生，而且可以短命，若能引以为戒，则教育意义非浅。"

【凡按】

本节主要用对比，说明重视养生（预防）方法的人，能"百岁而动作不衰。"不懂养生的人，即不注意锻炼身体，调节精神，又不适应气候的变化，生活不规律，这样

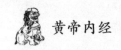

便容易发生疾病，导致"半百而衰。"总之，是告诫人们要注意预防，则可以减少疾病，达到身心健康，延年益寿的目的。陈立夫先生长寿诀："养生在动，养心在静"，与此互发。我国人口解放前平均年龄35岁，解放后47年平均寿命70岁。这一过程，比目前的发达国家所经历的时间短，这主要是建国以来医疗预防科学取得了长足进步，并在延缓衰老方面有实质性的突破。

【原文】

夫上古圣人之教下①也，皆谓之，虚邪贼风②，避之有时，恬憺虚无③，真气④从之，精神内守，病安从来。是以志闲⑤而少欲，心安而不惧⑥，形劳而不倦，气从以顺，各从其欲，皆得所愿。故美其食，任其服⑦，乐其俗，高下⑧不相慕，其民故曰朴⑨。是以嗜欲不能劳其目，淫邪不能惑其心，愚智贤不肖⑩不惧于物，故合于道，所以能年皆度百岁而动作不衰者，以其德全⑪不危也。（《素问·上古天真论》）

【注释】

①教下：杨上善："上古圣人使人行者，身先行之，为不言之教。不言之教胜有言之教，故百姓仿行者众。故曰下皆谓之。"（《黄帝内经太素》）

②虚邪贼风：高士宗云："凡四时不正之气，皆谓之虚邪贼风。

③恬憺虚无：张景岳："恬，安静也；憺，朴素也。恬憺者，泊然不愿乎其外，虚无者，漠然无所动于中也。"

④真气从之：真气，即元气。从，随也，顺也。诸注对"精神"有两种看法：一种认为，指人体的精神活动，李中梓注："真气从之者，神是性分气是命，神不外弛气自定。"即自我控制精神的结果。另一说认为，精神是两种物质，如张琦："心藏神，肾藏精，内守者，阴为阳守，阳为阴使，水火交济，则内外之邪不作。"二说可参。（《素问释义》）

⑤志闲：《说文》："闲也，从门中有木。"《广韵》："防也，微也。"这里是限止、控制的意思。张景岳注"志闲而无贪，何欲之有。"

⑥心安而不惧：张景岳："心安而无虑，何惧之有？形劳而神逸，何倦之有？气得所养，则必从顺。惟其少欲。乃能从欲，故无所往而不遂。"

⑦任其服：任，随便的意思；服，即服装。马莳注："有所食，则以为美而不求过味；有所服，则任用之而不求其华。"

⑧高下不相慕：高下，此处是指社会地位高低而言。马莳言："高者不凌下，下者不援上，而不出位以相慕。"

⑨朴：朴素，诚实。马莳："其民诚曰朴。"

⑩不肖：肖，似也，即不如人的意思。这里是与肾相

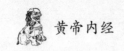

对而言，贤人，为有能力的人；不肖即无能的人。

⑪以其德全：马莳："盖修道者有得于心，则德全矣，危者，即动作之衰也。"德即"行"。养生有得于心，称谓"德"。全面符合养生之道，即德全。

【名家论述】

郑守谦："人以气为本，以息为元，以鼻为宗，以心为根，以肾为本，以脑为用，气功是预防疾病的妙法。必使呼吸匀静，常在心肾之间，则百脉自调，七情不炽，则血气安定，百病潜踪，故不必服药求助也。"（《医案余笺》）按：此亦"真气从之，病安从来"的自我保健，特表而出之。

【凡按】

本节经文指出疾病的发生，分两个方面：预防外在刺激因素的侵袭，即虚邪贼风，避之有时；防止内在刺激因素的产生是"恬惔虚无，真气从之"。外来因素不外乎六淫，此乃一年四季非时的气候；内在因素不离乎七情，乃属于精神上的刺激。善于精神调摄，是消除内在刺激因素的有效方法。要消除这种刺激因素，必须做到思想上清心寡欲，精神上乐观愉快，人体的真气才能充沛；正气存内，才不受六淫病邪的侵袭。

但《内经》摄生理论中稍嫌夸大了天地自然对人体的决定作用，对于人体在自然界中的相对独立能力估计不足。它强调人体必须适应天地四时的变化，这是对的；但没有看到人体正气——抗御病邪的能力不单依靠饮食居住的调养，还需要通过与自然环境的适当抗争，才能增强。而且单纯适应摄生思想会引导人们消极退避，放弃进取，其社会效果也有不良影响。提倡"美其食，任其服"，"高不下相慕"，要人们安其现状，这种无为主张与"有道以来，有道以去"的有为精神也是背道而驰的。学者应加以分析。荀子《天论》云："养备而动时，则天不能病"，"养略而动罕，则天不能使之全"，"从天而颂之，孰与制天命而用之"。《归潜志》云："天定能胜人，人定亦能胜天"，与《天论》之意互发。

【原文】

帝曰：人年老而无子者，材力①尽邪？将天数②然也？岐伯曰：女子七岁，肾气盛，齿更发长③；二七④而天癸至⑤，任脉通，太冲脉

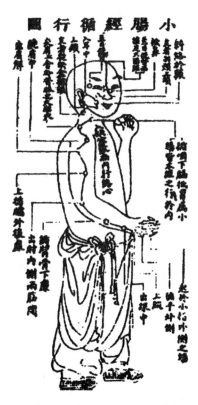

清代陈惠畴《经脉图考》
经脉图中的小肠经循行图

1603

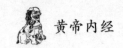

盛[6]，月事以时下，故有子[7]；三七，肾气平均[8]，故真牙[9]生而长极[10]；四七，筋骨坚，发长极，身体盛壮；五七，阳明脉衰，面始焦，发始堕[11]；六七，三阳脉衰于上[12]，面皆焦，发始白；七七，任脉虚，太冲脉衰少，天癸竭，地道不通[13]，故形坏[14]而无子也。

丈夫八岁，肾气实，发长齿更；二八，肾气盛，天癸至，精气溢泻，阴阳和[15]，故能有子；三八，肾气平均，筋骨劲强，故真牙生而长极；四八，筋骨隆盛，肌肉满壮；五八，肾气衰[16]，发堕齿槁；六八，阳气衰竭于上[17]，面焦，发鬓颁白；七八，肝气衰，筋不能动[18]，天癸竭，精少，肾藏衰，形体皆极[19]；八八，则齿发去。肾者主水，受五脏六腑之精而藏之，故五脏盛，乃能泻。今五脏皆衰，筋骨解堕，天癸尽矣。故发鬓白，身体重，行步不正，而无子耳。[20]（《素问·上古天真论》）

【注释】

①材力：张景岳："材力，精力也。"

②天数：即自然所赋寿数。

③齿更发长：齿更，更换乳齿。张景岳："肾主骨，齿为骨之余，故齿更。肾为精血之脏，发者血之余，故发长。"

④二七：为十四岁。沈祖系云："人之发育，有寒、温、热三带之别，此云二七、二八，言温带人民之休气"

⑤天癸至：张景岳："愚按天癸之义，诸家俱即以精血为解。然详玩本篇谓女子二七天癸至，月事以时下，男子二八天癸至，精气溢泻，是皆天癸在先，而后精血继之，分明先至后至，各有其义，焉得谓天癸即精血，精血即天癸？本末混淆，殊失之矣。故天癸者，言天一之阴气耳。气化为水，因名天癸。"又说："肾气，即天癸也。"因此，不难理解，所谓天癸，即由肾气生成的具有促进性机能作用的一种物质。

⑥任脉通，太冲脉盛：任脉与太冲脉，均属奇经八脉，同起于胞中，故此与女子月经及生殖有密切关系，因而有"任主胞胎""冲为血海"的说法。《素问指归》云："任脉通，指子宫血脉通也。"

⑦有子：这里是指有生殖能力。

⑧平均：张景岳注："平均，充满之谓。"

⑨真牙：即智齿。张志聪注："真牙者，尽根牙也。"

⑩长极：有二说，一说身长至此而极，如姚止庵注"长极者，谓身长至此，后不更加也。"一说为牙齿此长齐，如张景岳注："故肾气平均则真牙生而长极。"观下文有"发长极"当从张注。

⑪面始焦，发始堕：焦，憔也。堕，脱落。张景岳注："女为阴体，不足于阳，故其衰也，自阳明始。阳明之脉行于面，循发际，故面焦发堕。"高士宗注："阳明多

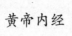

气多血，衰则血气不充益于毛窍，故发始堕。"以上二说互有补充。

⑫三阳脉衰于上：高士宗："三阳，太阳、阳明、少阳也。三阳之脉皆起于面，故脉衰于上，始则面始焦者，至此则皆焦矣；始则发始堕者，至此则始白矣。言五七阳明脉衰，至六七则三阳皆衰也。"（《素问直解》）

⑬地道不通：张志聪："癸水藏于肾，天癸竭，是足少阴下部之脉道不通。"

⑭故形坏：坏，衰败。张志聪注："冲任虚，是以形衰而无子也。"

⑮阴阳和：各家多作两性交合解。一说："阴阳和，盖谓男女阴阳气血调和耳。"可参。

⑯肾气衰：张景岳："男为阳体，不足于阴，故其衰也，自肾始，而齿发其征也。"张志聪云："肾为生气之原，男子先衰于气，故根气先衰，而发堕齿槁也。"二说一言阴不足，一言气先衰，但本皆在肾，互相发明。

⑰阳气衰竭于上：张景岳："阳气亦三阳之气也。"据上文"五七，阳明脉衰……"，"六七，三阳脉衰于上……"。所以这里的阳气，当是三阳经脉之气。三阳之气所以衰，系由"五七，肾气衰"发展而来。

⑱筋不能动：张志聪："肝乃肾之所生，肾气衰，故渐及于肝矣。肝主筋，肝气衰，故筋不能运动。"

⑲形体皆极：丹波元坚曰："推上下文'天癸竭'云云四句，似宜移于八八下，恐是错出。"考王注："丈夫天癸，八八而终。"则"天癸竭"应属"八八"。否则如"七八"已"形体皆极"，"八八"仅"齿发去"，如何讲得通？对照女子"七七"文例，当作"七八，肝气衰，筋不能动。八八，天癸竭，精少，肾藏衰，则齿发去，形体皆极"。如此则上下文义合。"极"有"病"义。形体皆极，谓形体皆病。（《黄帝内经素问校注》）

⑳而无子耳：姚止庵："夫肾"五脏之精，是肾为五脏之本矣。男女之壮也，并始于肾气之壮实。其弱也，亦由于肾气之衰微，人之盛衰皆本原于肾，此故总以肾结之。"

【名家论述】

匡调元："人自受精卵开始变，怀胎十月而分娩，经青、长、壮、老而寿终正寝的时刻都在变。正因为体质是可变的，所以病理体质可以通过适当的手段加以调治的。不仅体质可变，气质亦可变。亦易的思想既来源于《周易》，亦来源于《内经》更符合于现实，这就是辩证的观点。"

【凡按】

人的生殖能力和生长发育过程，主要是由肾的精气所决定的。人从幼年开始，由于肾的精气逐渐充盛，男自八

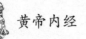

岁，女从七岁开始"肾气盛（实）"，则出现"齿更发长"等变化。发育到青春时期，肾的精气充盈，男子二八、女子二七，产生一种叫"天癸"的物质（相当于性激素），于是男子"精气溢泻"，女子"月事以时下"等生殖机能开始具备的现象。特别是女子，由于"肾气盛"，促进冲、任二脉的发育，因而"任脉通，太冲脉盛"，此时阴阳相合故有子。但是随着肾气逐渐充盛而至"肾气平均"，男子三八到四八，女子三七到四七，在生理上出现"真牙生而长极"，"筋骨隆盛"，身体强的表现，显示智力和形体已经发展到逐渐成熟阶段。然而，当男子从六八，女子从六七以后，三阳经脉开始衰败，则出现"面焦"、"发鬓颁白"衰老现象。以致男子八八，女子七七，由于肾气衰退，脏腑精血不足，故而出现"发堕齿槁"以至"齿发去"等"形体皆极"的衰老征象。在生殖机能上，由于"天癸竭"，男子表现"精少"，女子便出现"地道不通"等生殖机能衰退终至丧失的现象。

以上分析表明，人体生长发育和生殖能力皆赖肾气旺盛，而人之衰老、生殖功能减退，均由肾气衰而致。故肾气在主持人体生长、发育和生殖功能方面，具有十分重要的作用。但社会发展与人类体质变化亦有关系。据近人调查，现在妇女的绝经年龄平均为 51 岁，过去的估计比较，推迟了 2 岁。

【原文】

帝曰：调此二者①奈何？岐伯曰：能知七损八益②，则二者可调；不知用③此，则早衰之节也。年四十，而阴气自半④也，起居衰矣；年五十，体重，耳目不聪明矣⑤；年六十，阴痿⑥，气大衰，九窍不利⑦，下虚上实，涕泣俱出矣⑧。故曰：知之则强，不知则老⑨，故同出⑩而名异⑪耳。（《素问·阴阳应象大论》）

【注释】

①二者：张景岳认为指阴阳偏胜。其注云："帝以阴阳为病俱能死，故问调和二者之道。"

②七损八益：诸注不一。丹波元简注："天真论云：女子五七阳明脉衰，六七三阳脉衰于上，七七任脉衰，此女子有三损也。丈夫五八肾气衰，六八阳气衰于上，七八肝气衰，八八肾气衰齿落，此丈夫有四损也。三四合为七损矣。女子七岁肾气盛，二七天癸至，三七肾气平均，四七筋骨坚强，此女子有四益也。丈夫八岁肾气实，二八肾气盛，三八肾气平均，四八筋骨隆盛，此丈夫有四益也。四四合为八益矣。"

③用：运用。即上文"调"的意思。

④阴气自半；李士材："此概男子而言。半，指阴阳升降之半。李东垣云：'行年五十以上，降气多而气升少。'降者阴也，升者阳也，是则四十之时，正升阳之气

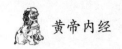

与降阴之气相半，阳胜阴则强，阴胜阳则衰，阴阳相半，衰兆见矣。"阴气，当指肾气。

⑤不聪明矣：张景岳："肝受血而能视，足受血而能步，今精血渐衰，故体重而目不聪明矣。"

⑥阴痿：痿，通萎，枯萎也；阴痿即阳事不举，肾衰之征。

⑦九窍不利：张志聪："九窍为水注之气，精水竭而精气衰，则九窍为之不利也。"

⑧涕泣俱出：李士材："下虚者，少火虚也。上实者，阴乘阳也。涕泣俱出，阳衰不能摄也。"（《内经知要》）

⑨不知则老：吴崑："知持满之道，和于阴阳，则精力强健。不知此道，耗其天真，则易衰老。"

⑩同出：吴崑注："同得天地之气以成形。"

⑪名异：马莳："或强或老，其名则异"。

【名家论述】

赵棣华，本段用阴阳学说来揭示人的生长发育规律。人体由壮到衰的过程，即是阴精阳气由旺盛到衰减的过程。如何才能抗衰老，做到"老者复壮，壮者益治"呢？就是要保护阴精阳气，使之不衰，或放慢衰减的速度。至于经文所指的具体方法"恬惔虚无"。应从积极方面去理解，意思就是要乐观。国外有人通过实地观察和对长寿者的调查，以及动物实验，证明乐观者长寿。

【凡按】

"七损八益"注者纷纷，实际意义何在？有的学者认为，在正常生理情况下，并不存在一方面有余而另一方不足，而恰恰是"阴平阳秘，精神乃治"。诚如任应秋解释"七损八益"时指出："阳不当损，阴应该益，强调阴阳平衡。"这种看法是可取的。

但《内经》的"七损八益"是说明生长衰老的自然规律。本文强调阴阳平衡，是体现"二者"能调，即"人定胜天"之旨。与长沙马王堆出土医书《天下至道谈》的"七损八益"名同而实异。《至道谈》云："今之复壮有道，去七损以振其精，用八益以贰（增）其气，是故老者复壮，壮者不衰……。"本条主要强调去"七损"和用"八益"是养生健身的一种方法，其基本精神则是古房中家主张合理节欲与保存精力的学术思想一致的。

【原文】

春三月，此谓发陈①，天地俱生，万物以荣②，夜卧早起，广步于庭③，被发缓形，以使志生④，生而勿杀，予而勿夺⑤，赏而勿罚，此春气之应⑥，养生之道也。逆之则伤肝⑦，夏为寒变，奉长者少⑧。（《素问·四气调神大论》）

【注释】

①春三月：谓农历正、二、三月。"发陈"：王冰：

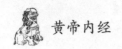

"春阳上升，气潜发散，生育庶物，陈其姿容，故曰发陈也。"

②天地俱生，万物以荣：生，生发；荣，欣欣向荣之意。张志聪注："天地之气俱主生发，而万物亦以生荣。"

③广步于庭：广，缓也；广步，即缓缓散步。庭，《玉篇》："堂阶前也"。张志聪："缓步所以运动生阳之气。"

④被发缓形，以使志生：被，与披通。马莳注："被发而无所束，缓形而无所拘，使志意于此而发生。"

⑤予而勿夺：予同"与"。马莳："其待物也，当生则生之而勿杀，当与则与之而勿夺。凡若此者，皆以应春气而尽养生之道也。"

⑥应：顺应。吴崑注："天道发生，人事应之，故曰应。"

⑦逆之则伤肝：张志聪："逆，谓逆其生发之气也。肝属木，王于春，春生之气，逆则伤肝。"

⑧奉长者少：张志聪："木伤而不能生火，故于夏月火令之时，反变而为寒病。"少，不足的意思。奉长者少，即奉迎夏长之气的力量不足。

【名家论述】

吴崑："四气调神，言顺于温热凉寒四时之气，调摄精神，亦上医治未病也。"

【凡按】

"一年之计在于春"，必须适应春气养生之道，否则就易损伤肝脏，因肝属木，旺于春。春天若不顺乎条畅之气以养生，则木气郁而不发，夏长的基础就差，人适应夏天的能力就弱，所以易患寒性病。

【原文】

夏三月，此谓蕃秀①，天地气交，万物华实②，夜卧早起，无厌于日③，使志无怒，使华英成秀④，使气得泄，若所爱在外⑤，此夏气之应，养长之道也。逆之则伤心⑥，秋为痎疟，奉收者少⑦，冬至重病⑧。（《素问·四气调神大论》）

《刺灸心法要诀》中的胆经循行图

【注释】

①夏三月：谓四、五、六月。马莳："阳气已盛，物蕃且秀故气象谓之蕃秀也。"

②万物华实：华，古"花"字；实，果实，王冰注："然阳气施化，阴气结成，成化相合，故万物华实也。"

③无厌于日：无，即不要；厌，指厌烦；日，在此指夏季。无厌于日谓夏日昼长，人所烦厌，以防阳之过泄

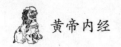
也。然夏主长气，人气不宜惰也。

④华英成秀：成，读如"常"，盛也。张景岳注："长夏火土用事，则肝气易逆，脾土易伤，故欲使志无怒，则华英成秀。华英，言神气也。

⑤若所爱在外：形容精神外向，意气舒展，对周围事物兴趣浓厚。

⑥逆之则伤心：张志聪："心属火，主于夏，逆夏长之气，则伤主矣。"

⑦痎疟：马莳注："痎疟者，疟之总称也。"张景岳注："心伤则暑气乘之，至秋而金气收敛，暑邪内郁，于是阴欲入而阳拒之，故为寒，火欲而出阴束之，故为热，寒热往来而为痎疟。"

⑧冬至重病：就是重复再发生病变。丹波元简云："据前后文例，四字恐乘文。"（《素问识》）

【凡按】

夏天最忌汗孔闭塞，郁热于内，宜汗泄散热，故曰："所爱在外"，还须胸怀开朗，以保持人体旺盛的生机。这就是夏天养生之道。否则，就易损伤心气，固为心属火，火旺于夏，心气伤，抵抗力逐渐削弱，到了秋天，就不能适应环境的变化，所以叫做"奉收者少"。

【原文】

秋三月，此谓容平①，天气以急，地气以明②，早卧早起，与鸡俱兴③，使志安宁，以缓秋刑④，收敛神气，使秋气平⑤，无外其志，使肺气清⑥，此秋气之应，养收之道也，逆之则伤肺⑦，冬为飧⑧泄，奉藏者少。（《素问·四气调神大论》）

【注释】

①秋三月：谓七、八、九月。马莳据王注曰："阴气已上，万物之容，至此平定，故气象谓之容平。"王玉川曰："容平者，即丰收季节的别称。"此说与"万物华实"相应，亦可从。

②地气以明：张景岳："风气劲急曰急。物色清明曰明。"

③与鸡俱兴：张志聪："鸡鸣早而出埘（shi 音时）晏。与鸡俱兴，与春夏之早起少迟，所以养秋收之气也。"

④以缓秋刑：秋气肃杀，则万物收敛，故称"秋刑"。张景岳："阳和日退，阴寒日生，故欲神志安宁，以避肃杀之气。"

⑤使秋气平：王冰注；"神荡则欲炽，欲炽则伤和气，和气既伤，则秋气不平调也，故收敛神气，使秋气平也。"

⑥使肺气清：马莳："无驰其志，使肺气之藏吾内者，清净也。"

⑦逆之则伤肺：张志聪："肺属金，主于秋，逆秋收之气则伤肺矣"

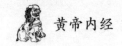
⑧飧泄：飧音孙，飧泄即水谷不分，完谷不化的
病症。

【凡按】

秋季是由夏入冬的过渡季节。北方冷空气势力日渐增
强，气温日降。但由于大地还积贮不少热量，所以气温常
中午热，早、夜凉。人们常说的："春捂秋冻"，就是认为
晚些日子加衣服，可以锻炼身体对气候的适应能力。但
是，有时气候变化异常，即使同一地区也会出现："一天
四季，十里不同天"的气候变化，所以调摄身体，不能一
味地"冻"或"捂"。

【原文】

冬三月，此谓闭藏①，水冰地坼②，无扰乎阳，早卧
晚起，必待日光③，使志若伏若匿④，若有私意，若已有
得，去寒就温，无泄皮肤，使气亟⑤夺，此冬气之应，养
藏之道也。逆之则伤肾⑥，春为痿厥⑦，奉生者少。（《素
问·四气调神大论》）

【注释】

①冬三月，此谓闭藏：冬三月。谓十、十一、十二
月。闭藏，马莳曰："阳气已伏，万物潜藏，故气象胃之
闭藏也。"

②坼：坼音拆，裂也，马莳注："水以寒而冰，地以
寒而坼。"

③必待日光：张景岳："所以避寒也。"

④使志若伏若匿：伏，潜伏也。匿，藏也。伏为静而不动，匿为藏而不见。其意是使人的精神安定而不浮躁。保持阳气潜藏于体内，而不外泄，以避免冬季寒凉气候。

⑤气亟：亟音气，频数也；气，指阳气。马莳注："无泄皮肤之汗而使阳气数夺。"一说"亟"有速义，亦可从。

⑥逆之则伤肾：张志聪："肾属水，王于冬，逆冬藏之气则伤肾。"

⑦痿厥：手足软弱无力称为痿，逆冷称为厥。马莳注："逆冬气则伤肾水，肾水不能生肝木，而至春之时，有痿厥之病。正以肝主筋，筋之不能举者为痿，春木旺而水虚，则阳气上逆而为厥，厥之为言逆也。岂不由于少阴肾水之气失藏，以影响肝藏欲生之气哉。"

【名家论述】

赵棣华："四气调神论经文，讨论了不同季节的养生方法和意义，强调人体必须适应外界自然环境的变化。所谓养生，就是锻炼人体的适应能力和调节机能，因此，锻炼方法，也得因季节变化而异。根据季节的特点，选择与之相应的养生方法，不仅炼形体，而更重要的是锻炼精神意志，这是祖国医学养生之道的一大特点。"

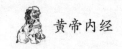

【凡按】

顺应四时节气，调养五脏神志，乃古人观察到，庶物应节候而变异的这一"物候"。如草木之春生秋杀，昆虫之秋藏春发，候鸟之随气候改变而往来皆是。纵观《内经》所论，大凡五脏发病不仅与其相应季节气候的变化有关，因失于调摄或感受时邪，导致人体阴阳平衡失调而产生疾病者颇多。如"春三月……逆之则伤肝，夏为寒变……"。说明人体如违背四时养生之道，不但与本季节相应脏腑会产生病变，同样也会影响到与下一季节相应的脏腑而致病。因而《素问·宣明五气篇》也强调："阳病发于冬，阴病发于夏……"。多由于逆冬气之藏，秋天肺疾，每因于逆夏气之长……。故本论强调："春夏养阳"、"秋冬养阴"。即春夏养生长之气，以为秋冬之地；秋冬养收藏之气，以为春夏之基。这是《内经》四时五脏阴阳的思想体系。

【原文】

逆春气，则少阳不生，肝气内变①。逆夏气，则太阳不长，心气内洞②。逆秋气，则太阴不收，肺气焦满③。逆冬气，则少阴不藏，肾气独沉④。（《素问·四气调神论》）

【注释】

①肝气内变：气机不迭，必致肝气抑郁而胁痛胀满。

②心气内洞：即心气内虚。洞，中空。

③肺气焦满：张景岳："逆秋气，而太阴之令不收，而肺热叶焦，为胀满也"。

④肾气独沉：《黄帝内经素问校注》按："独"有"乃"字之义，"肾气独沉"即"肾气乃沉"之意。吴昆："少阴失其养藏之令，则肾气独沉，令人足漆沉重是也"。

【凡按】

一年四季阴阳的变化是春生夏长秋收冬藏。本节是以五脏与四时阴阳的配合，进一步说明天人相应之理。所以经文中举了春为少阳之气，应肝与胆；夏为太阳之气，应心与小肠；秋为太阴之气，应肺与大肠；冬为少阴之气，应肾与膀胱。若逆四时之气，则五脏易发生病变。

【原文】

夫四时阴阳者，万物之根本也，所以圣人春夏养阳，秋冬养阴，以从其根，故与万物沉浮于生长之门①。逆其根，则伐其本，坏其真矣。故阴阳四时者，万物之终始也，死生之本也，逆之则灾害生，从之则苛疾不起，是谓得道。道者，圣人行之，愚者佩之②。从阴阳则生，逆之则死，从之则治，逆之则乱。反顺为逆，是谓内格③。（《素问·四气调神大论》）

【注释】

①沉浮于生长之门：随生长收藏的规律而运动。吴

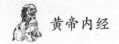

崐："圣人应时以养生养长，是谓与万物浮沉于生长之门。"

②佩：通背，违背之意。

③内格：格，即格拒，指内外阴阳格拒不通，失去协调而为病。

【名家论述 j

姚止庵："阴阳互根，为万物之本，四时所当并养，圣人何独分为二哉？不知春夏者阳气发生之日，秋冬者阴气用事之时，发用过多是易竭，圣人养之于易竭之际，是所谓从其根也，根固则应用不穷矣。若不能如圣人之养，则本伐而真气败坏矣。"（《素问经注节解》）

【凡按】

《内经》根据春生、夏长、秋收、冬藏四时生化规律，提出了"春夏养阳，秋冬养阴"的养生原则。即春养少阳，以助生发之气；夏养太阳，以助盛长之气；秋养少阴，以助收敛之气；冬养太阴，以助闭藏之气。王冰说："阳气根于阴，阴气根于阳，无阴则阳无以生，无阳则阴无以化。"《外台》引《删繁》："肝心为阳，肺肾为阴。"是以"阴阳"分属四脏，申释"养阳"、"养阴"可为确解。盖春夏养肝心，可免"肝气内变"与"心气内洞"之病；秋冬养肺肾，可免"肺气焦满"与"肾气独沉"之病。

【原文】

阴气者，静则神藏，躁则消亡，饮食自倍，肠胃乃伤。（《素问·痹论》）

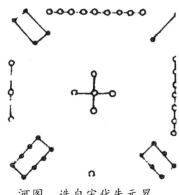

河图，选自宋代朱元昇《三易备遗》

【名家论述】

马莳："阴气者，营气也，阴气精专，随宗气以行于经脉之中，惟其静，则五脏之神自藏而不消亡。"

王冰："脏以躁动致伤，腑以饮食俱损，皆谓过用越性，肠胃传化饮食，若饮食自倍，则传化有愆，而肠胃乃伤。"

【凡按】

阴气之静躁，与肠胃之损伤相提并论者，以营气出于中焦，"逆其根，则伐其本，坏其真矣"，此溯及受病之原也。

【原文】

食岁谷以全其真，避虚邪以安其正。（《素问·六元正纪大论》）

【名家论述】

吴崑："岁谷……其得岁气最厚，故能全真。虚邪者，

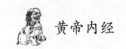

天之八风，应时而至，其后时至者，谓之虚邪，以其从虚方来也。"（《素问吴注》）。按：真者，精气也。

巫君玉："虚邪贼风避之有时，当赅贼风而言。"

二、阴　阳

阴阳本是我国古代哲学思想，在《内经》以前的古籍早有记载，《周易·系辞上》提到："一阴一阳之谓道"，就是古代的两点论；如《老子·下篇》提出："万物负阴而抱阳，冲气以为和"，就是阴阳相辅相成论；《春秋左传》：伯阳父曰"阳伏而不能出，阴迫而不能蒸，于是有地震"，即"阳"为"阴"所镇压，迫使它不能上升，而丧失了自己的处所。"阳"为了突破"阴"的包围于是便爆发地震使自己发泄出来。此与现代地震起因——"地球膨胀"（美·科学家马丁·科古斯）之说互发。说明我国在春秋时代，甚至更早已经有阴阳学说了。而医学家们所论述的阴阳，往往是自然科学中的阴阳、哲学中的阴阳与论述人体和疾病内容相结合的产物。可见古人所讲的道理是从实践中产生的。近人俞长荣在其《论医集》中说："中医的阴阳学说是在气的一元论的基础上发展起来的。"气可以归纳为：1. 气是构成宇宙万物的原始材料的最小单位物质；2. 气是促进万物生长变化的内部动力，"气聚则生，气散则死"。这是对阴阳二气运动变化的高度概括，也是民族传统的辩证思维。说明阴阳不是静止相对事物。

（一）对立依存

【原文】

故积阳为天，积阴为地。阴静阳躁，阳生阴长，阳杀阴藏①。阳化气，阴成形②。（《素问·阴阳应象大论》）

【注释】

①阳生阴长，阳杀阴藏：张景岳云："阳生阴长，言阳中之阴阳也；阳杀阴藏，言阴中之阴阳也。盖阳不独立，必得阴而后成，如发生赖于阳和，而长养由乎雨露，是阳生阴长也。阴不自专，必因阳而后行，如闭藏因于寒冽，而萧杀出乎风霜，是阳杀阴藏也"，《吕览·长利》："子孙弥杀"。高诱注："杀是衰也"，可从。

②阳化气，阴成形：张景岳："阳动而散，故化气；阴静而凝，故成形。"

【名家论述】

谢浴凡："这里的'阳'和'阴'，还是指的天地。所谓'阳生阴长，阳杀阴藏'，就是说天行春夏生长的气候时，地上的万物就发生、成长，天行秋冬杀藏的气候时，地上的万物就衰退、收藏。所以《素问·四气调神论》云：'故阴阳四时者，万物之终始也，死生之本也，

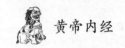

逆之则灾害生，从之则苛疾不起，是谓得道。'这些都说明了'阳生阴长，阳杀阴藏'的所以然，也是对前文的阴阳'生杀之本始'的透彻解释"。（《内经析疑》）

傅景华："'阴阳'代表自然过程中两类相反相与的运动方式。阴阳不是具体的物质，蒇'物质元素'，也不是'矛盾的双方'。阴阳相互作用是最基本的作用方式。阴阳学说是反映这一作用过程中二者相互关系及其变化规律的理论。二进位制是阴阳作用方式的数学表达。……阴阳有气、性、象之别，其作用规律不外同气相求，异气相害、同性相斥，异性相吸，故能相反互补，相反相成。正气与邪气异气相害，相与则相冲，彼胜我衰，彼消我长。如阴邪损阳气，故论治伤寒时，不忘助阳；阳邪伤阴气，故论治温病时则须刻刻顾护阴液。"（《中医沉思录》）

【凡按】

阴阳是科学的抽象，不仅是对立依存，消长转化，其实质是，事物在运动过程中的能量得失，产生或获得了能量为阳，丢失或释放了能量为阴。说明"阴阳"不仅是单纯的哲学，而且还包含着物质基础和科学内容。

【原文】

在天为气，在地成形，形气相感①而化生万物矣。（《素问·天元纪大论》）

【注释】

①形气相感：感，感应。张景岳："形，阴也。气，阳也，形气相感，阴阳合也。合则化生万物矣。故《宝命全形论》曰：'天地合气，命之曰人。'正此义也。"东汉王充说："夫天地合气，人偶自生也"，"天不能故生人"。这是科学的论断，是"死生有命，富贵在天"的反证。

【凡按】

自然界在那里运动变化着，而这种运动功能就是"神"。它是自然界本身的属性。在这里古人对神作了唯物主义的解释。荀况力图用自然界本身说明自然界。他说："天地合而万物生，阴阳接而变化起。"（《荀子·礼论》）肯定万物生成和变化是天地阴阳相互作用的结果，而决没有支配万物的鬼神存在。他还用阴阳来解释一些怪异现象，指出："星坠、木鸣，国人皆恐，曰：是何也？曰：无何也。是天地之变，阴阳之化，物之罕至者也。怪之可也，而畏之非也。"（《荀子·天论》）指明那些现象，都属阴阳变化规律，并不神秘，且提出了"人定胜天"思想，与《素问·五脏别论》"拘于鬼神者不可与言至德"互发。

【原文】

天地者，万物之上下也；阴阳者，血气之男女也；左右①者，阴阳之道路也；水火者，阴阳之征兆②也。阴阳

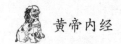

者，万物之能始③也。（《索问·阴阳应象大论》）

【注释】

①左右：天和地是一个整体，互相作用，互相影响。天气总是由左向下，地气总是由左向上。从属性来说，天属阳，地属阴，就是说，阳总是由右向下，阴总是由左往上，阴阳升降，动而不已，故曰："左右者阴阳之道路。"

②阴阳之征兆：张景岳："征，证也。兆，见也。阴阳不可见，水火即其证而可见者。"

③能始：即胎始，本始。能，通胎。

【凡按】

阴阳两个方面是互相对立的。更重要的是他们之间还存在着相互依存的关系。任何一方都不能脱离另一方面而存在。从自然现象看，没有天就无所谓地；没有昼就无所谓夜；从方位看，没有上，就无所谓下；从人的性别看，没有男，就无所谓女……所有互相对应的阴阳两方面都是这样，"无阴则阳无以生，无阳则阴无以化"，"阳根于阴，阴根于阳"，"孤　挥"

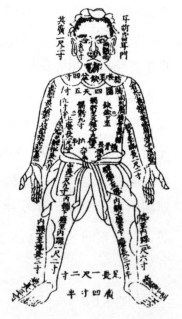

元代滑涛《十四经发挥》中的正人骨度图

阴不生，独阳不长"，每一方都以另一方为存在条件。所以说："阴阳者，万物之能始也"。

【原文】

阳胜则身热……能①冬不能夏。阴胜则身寒……能夏不能冬。此阴阳更胜之变，病之形能②也。（《素问·阴阳应象大论》）

【注释】

①能：通耐。

②形能：即形态。姚止庵："犹言情状。"此"能"通"态"。

【名家论述】

张景岳："阳盛者火盛故身热，……阳极则伤阴，阴竭者得冬之助犹可支持，遇夏之热不能耐受矣；阴盛则阳衰故身寒，……阳衰者喜暖恶寒，故能夏不能冬也。"

【凡按】

此关系人的素质受天时的影响，所以治病必须治人也。

【原文】

阴胜则阳病，阳胜则阴病①。阳胜则热，阴胜则寒。（《素问·阴阳应象大论》）

【注释】

①阴胜则阳病，阳胜则阴病：吴崑："水胜则火灭，

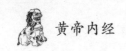
火胜则水干。"人体阴阳应保持相对平衡。如阴气偏胜，则见阳气亏损之病。反之，阳气偏胜，则见阴精亏损之病。

【名家论述】

谢浴凡："'阴胜则阳病，阳胜则阴病'，乃阴邪偏胜，使阳气亏损则阳病；阳邪偏胜，使阴气耗伤则阴病，把'阴胜'、'阴胜'的阴阳，理解为邪气，庶几近之。盖人体阴阳正气，只患其衰，不患其盛。《素问·通评虚实论》所谓'邪气盛则实，精气夺则虚'也。故经文所言'阴胜'、'阳胜'，只能理解为邪气。"

【凡按】

以邪正言，如阴邪胜，则阳气被抑或受损，出现形寒肢冷、面白舌淡、便溏、脉迟等阴盛阳衰的病理表现；如阳邪盛，则阴血受损，出现发热、面红、目赤、舌红、心烦、脉数等阳盛阴衰的病理表现。"阴胜则阳病，阳胜则阴病"，是疾病过程中阴阳相争的必然反应。

【原文】

重寒则热，重热则寒①。寒伤形，热伤气。气伤痛，形伤肿②。（《素问·阴阳应象大论》）

【注释】

①重寒则热，重热则寒：张景岳："物极生变也。此即寒极生热，热极生寒之义。盖阴阳之气，水极则似火，

1628

火极则似水，阴盛则格阳，阳盛则格阴，故有真寒假热，真热假寒之辨，此而错认，则死生反掌。"

②形伤肿：姚止庵："这里的形指形体，气指气分，意指寒邪伤人形体，热邪伤人气分。故李中梓注云：'气喜宣通，气伤则壅闭而不通，故痛；形为质象，形伤则稽留而不化，故肿'。"

【原文】

以天地为之阴阳，阳之汗，以天地之雨名之①；阳之气，以天地之疾风名之。暴气象雷，逆气象阳，故治不法天之纪，不用地之理，则灾害至矣。(《素问·阴阳应象大论》)

【注释】

①阳之汗，以天地之雨名之：郭霭春："夫人汗泄于皮腠者，是阳气之发泄尔。然其取类于天地之间，则云腾雨降而相似也。"

【名家论述】

张景岳："汗出于阳而本于阴，故以天地之雨名，雨即人之汗，汗即天之雨，皆阴精之所化。知雨之为义，则可与言汗矣。气本属阳，阳胜则气急，故以天地之疾风名之，知阴阳之权衡，动静之承制，则可与言气矣。天有雷霆，火郁之发也；人有刚暴，怒气之逆也。天地之气，升降和则不逆矣。天不降，地不升，则阳亢于上，人之气逆

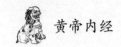
变犹此也。上文言人之阴阳无不合乎天地，故贤人者必法天地以治身。设不如此，而反天之纪，逆地之理，则灾害至矣。"

赵棣华："汗犹如雨，气犹如风，暴发之气来势凶猛如闪电雷鸣，不正之气，有升无降如久晴不雨。所以治病时，若不参看季节时令的变化，不了解地理环境及五行化育之理，就会给人体造成危害，甚至治不好病。"

【原文】

阴在内，阳之守也；阳在外，阴之使也①。(《素问·阴阳应象大论》)

【注释】

①阴守阳使：郭霭春："阴静，故为阳之镇守，阳动，故为阴之役使。"

【名家论述】

日医·内藤希哲："阴在内，非独阴，阳附阴而守也；阳在外，非独阳，阴从阳使也。"(《黄帝内经素问校注》)

【凡按】

阴阳相为内外，须臾不可相离。以人体功能和物质作例，功能属阳，物质属阴。功能以物质为基础，物质以功能为表现。功能表现于外，物质镇守于内，两者互相依存，不可分割，如此生生不息。如果物质与功能之间关系一旦失常，那末就会出现种种病态，甚至可导致死亡。所谓"气聚则生"中有守也,"气散则死"中无守也。

【原文】

阴者,藏精而起亟①也;阳者,卫外而为固也②。(《素问·生气通天论》)

【注释】

①藏精而起亟:"亟",急也。又频数也。《太素》"起亟"作"极起"。极,亟,古通用。阴精为阳气的物质基础,阴精不断充养表阳,是谓阴者藏精而起亟,汪机注:"起者,起而应也。外有所召,则内数起以应之也。"(《续素问钞》)

②卫外而为固也:高士宗:"阴者藏精而起亟也,精藏于阴而起亟,阴中有阳矣;阳者卫外而为固也。阳卫外为阴中之固,阳中有阴矣。"

【凡按】

阴阳是互相依存,互相为用的。当阴邪侵害阳气之时,阴精就会"起亟",化为阳气,补充阳气;当阳邪侵害阴精时,阳气又会起卫固阴精的作用,以体现出入之机阴阳互根的自然之理。

【原文】

阴不胜其阳,则脉流薄疾①,并乃狂②;阳不胜其阴,则五藏气争③,九窍不通。(《素问·生气通天论》)

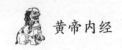

【注释】

①脉流薄疾：《吕氏春秋》："流"，行也。"薄"与"搏"通。

②并乃狂：《素问病机气宜保命集》卷上"并"引作"病"。

③五脏气争：《素问校注》"争"疑为"静"之坏字，传刻误脱偏旁而致。阳不胜阴，阴胜则静，阳失运行，郁滞为病，故九窍不通。

【凡按】

当作为功能的阳胜过物质的阴的时候，会使血脉流动急迫，甚至令人发狂；当作为生命物质基础的阴胜过功能的阳的时候，会使五脏不和九窍不畅等。总之，在《内经》看来，无论什么病，都应该用相应的阴阳不平衡来解释。所谓"阴阳乖戾，疾病乃起"。由此《内经》提出，尽管病类繁多，治法无数，但万变不离一个总的原则，即："谨察阴阳所在而调之，以平为期。"

【原文】

凡阴阳之要，阳密乃固①，两者不和，若春无秋，若冬无夏，因而和之，是谓圣度②。故阳强不能密③，阴气乃绝。（《素问·生气通天论》）

【注释】

①阳密乃固：张景岳："阳为阴之卫，阴为阳之宅。

必阳气闭密于外，无所妄耗，则邪不能害，此培养阴阳之要，即生气通天之道也。"

②是为圣度：吴崑："能于阴阳而和之，则圣人陈阴阳之法度也。"

③阳强不能密：张景岳云："强，亢也。孤阳独用，不能固密，则阴气耗而竭绝矣。"

【凡按】

阳强即阳气亢奋。阴阳二气的平衡协调，是人体正常生命活动的重要保证，一旦阴阳偏胜，这种平衡状态就会受到破坏，一方的偏亢可以影响另一方，以致阴阳失调而形成疾病。同时，一如阳强不能密，则体内的阴气又受亢阳耗损或被蒸迫外泄，以致亏损。因此，日常起居生活，情志宜静，不使五志过极而化火。声色宜抑，不使相火妄动而损精，从而使阳气平和固密，阴精得以存养，则"阴平阳秘"可延长寿命。

【原文】

阴平阳秘，精神乃治，阴阳离决①，精气乃绝。(《素问·生气通天论》)

【注释】

①阴阳离决：郭霭春："阴气和平，阳气固密，则精神益治。若阴不和平，阳不固密，强用施泄，损耗天真，二气分离，乃绝流通矣。"

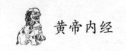
【名家论述】

张景岳："平，即静也。秘，即固也。人生所赖，惟精与神，精以阴生，神从阳化，故阴平阳秘，则精神治矣。决，绝也。有阳无阴则精绝，有阴无阳则气绝，两相离决，非病则亡，正以见阴阳不可偏废也。"

【凡按】

人体的正常生理活动，是体内阴阳两个方面保持对立统一的协调关系，达到动态的相对平衡，没有阴精则无以生产阳气，没有阳气则无以化生阴精。如果人体的阴阳能维持这种平衡、协调关系，身体就健康。反之，如果阴阳的平衡、协调关系被打破，阴阳二者不能相互为用，以致分离，那末人的精气就会因生化无源而衰竭，生命活动也就随之而停止。

【原文】

人生有形，不离阴阳。（《素问·宝命全形论》）

【名家论述】

石寿棠："阴，人之形也；阳，人之气也。大凡形质之失宜，莫不由气行之失序……人身一分阳气不到之处，则处处便有病；然阴阳互根，凡阳所到之所，皆阴所到之处，若阳到而阴不到，则此处亦有病。"（《医原》）

【凡按】

"宝命全形"，在于阴阳平衡，石注深得其理。此不仅为针刺而言，药物的配合，方剂的组成，莫不如此，所谓"万物尽然，不可胜数"是也。

【原文】

阴中有阴，阳中有阳①，平旦至日中，天之阳，阳中之阳也；日中至黄昏，天之阳，阳中之阴也"合夜至鸡鸣，天之阴，阴中之阴也；鸡鸣至平旦，天之阴，阴中之阳也。故人亦应之。（《素问·金匮真言论》）

【注释】

①阴中有阳，阳中有阴：《素问校主》："平旦至日中，即清晨到中午。日中至黄昏，即中午到日落。合夜至鸡鸣，即日落到半夜，鸡鸣至平旦，即半夜到清晨。"

【名家论述】

刘长林："白天为阳，黑夜为阴。白天可分为日中之前和日中之后两部分，前半日阳光越来越充足，故为阳之阳，后半日阳光越来越减弱，故为阳中之阴。同理，黑夜也可分为前后两部分，鸡鸣之前，夜色和寒气越来越深沉，故为阴中之阴，鸡鸣之后，夜色逐渐消退，晨曦慢慢来临，故为阴中

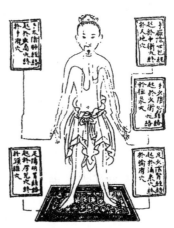

明抄本《普济方》中的铜人正图，图中标注了人体的经脉及穴

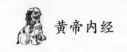

之阳。"

【原文】

夫言人之阴阳，则外为阳，内为阴；言人身之阴阳，则背为阳，腹为阴；言人身之脏腑中阴阳，则脏者为阴，腑者为阳，肝、心、脾、肺、肾五脏皆为阴，胆、胃、大肠、小肠、膀胱、三焦六腑皆为阳。（《素问·金匮真言论》）

【名家论述】

谢浴凡："经文首三句，谓人体即阴阳对立统一体也。人之生命变化，即阴阳对立统一法则而变化者。人有躯壳，则有内外，故曰'外为阳，内为阴'。此从内外以分阴阳也。四、五、六句，乃从人身之表分阴阳，总结百骸曰身，以一'身'字区别于上文，则指背与腹矣。督脉行于背，总督一身之阳；任脉行于腹，统任一身之阴。故曰：'背为阳，腹为阴'，以此背腹分阴阳也。七、八、九句，乃从人身之里分阴阳。里者，脏腑也。脏主藏而不泻；腑主泻而不藏，故曰'脏者为阴，腑者为阳'。此以脏腑功能分阴阳也。"

【原文】

背为阳，阳中之阳，心也①；背为阳，阳中之阴，肺也②；腹为阴，阴中之阴，肾也③；腹为阴，阴中之阳，肝也④；腹为阴，阴中之至阴，脾也⑤。此皆阴阳表里内

外雌雄相输应也，故以应天之阴阳也。(《素问·金匮真言论》)

【注释】

①心也：王冰："心为阳藏，位处上焦，以阳居阳，故为阳中之阳也。"

②肺也：王冰："肺为阴藏，位处上焦，以阴居阳，故谓阳中之阴也。"

③肾也：王冰："肾为阴藏，位处下焦，以阴居阳，故谓阳中之阴也。"

④肝也：王冰："肝为阳藏，位处中焦，以阳居阳，故谓阳中之阴也。"

⑤脾也：王冰："脾为阴藏，位处中焦，以太阴居阳，故谓阴中之至阴也。"

【凡按】

以上所言阴阳，由于区分之不同，则阴阳之所指亦不同。由于阴阳中复有阴阳，阴阳之区分极为繁复，不可简单以概之。故曰："此皆阴阳、表里、内外、雌雄相输应也。"然阴阳之要，不仅观其相对，尤当观其互根。互根者，相互依存、相互为用，相反相成也。"雌雄"二字，不见于上文而忽出于此者，以雌雄更能说明阴阳相互配偶，不可分离的关系。老子《道德经》说："知其雄，守其雌，为天下谿。"这就是说，天下有如大谿（空虚之

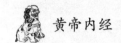
谷），其中的万事万物，无不具有阴阳雌雄互相配偶的两个方面，"在物理学中，阴电和阳电"，（《矛盾论》）这也就是数之可数者。

【原文】

所以欲知阴中之阴、阳中之阳者何也？为冬病在阴，夏病在阳，春病在阴，秋病在阳，皆视其所在，为施针石也。（《素问·金匮真言论》）

【名家论述】

马莳："冬者阴也，而冬病在阴经，故当知阴中之有阴也。夏者阳也，而夏病在阳经，故当知阳中之有阳也。春则去冬未远，其病犹在阴经，秋则去夏未远，其病犹在于阳经，各视其病之所在为施针石耳，用药亦然。"

【原文】

故善用针者，从阴引阳，从阳引阴，以右治左，以左治右，以我知彼，以表知里，以观过与不及之理，见微得过，用之不殆。（《素问·阴阳应象大论》）

【名家论述】

张志聪："此言针者，当取法乎阴阳也。夫阴阳气血，外内左右，交相贯通。故善用针者，从阴而引阳分之邪，从阳而引阴分之气；病在左者取之右，病在右者取之左（按：谓之"缪刺"）；以我之神，得彼之情；以表之证，知里之病，观邪正虚实之理而补泻之；见病之微萌，而得其过之所在，以此法用之，而不至于危殆矣。"（《素问集注》）按：用针如此，用药亦然。

【原文】

形弊血尽①而功不立者何？岐伯曰：神不使也②。（《素问·汤液醪醴论》）

【注释】

①形弊血尽：指身体衰败，气弱血亏。

②神不使也：神，指精神；使，运用。

【名家论述】

滑伯仁："药非正气不能运行，针非正气不能驱使。故岐伯又曰：针石，道也。精神不进，意志不治，故病不可愈。"又曰："嗜欲无穷，而忧患不止，精气驰坏，荣泣卫除，故神去之而病不愈也。"

【凡按】

"神不使"还包括医生之神，临病人"心无营于众物"，谓之"守神"。

（二）消长转化

【原文】

四时之变，寒暑之胜，重阴必阳，重阳必阴①，故阴主寒，阳主热，故寒甚则热，热甚则寒，故曰："寒生热，

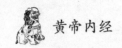

热生寒，此阴阳之变也。（《灵枢·论疾诊尺篇》）

【注释】

①重阴必阳，重阳必阴：陈璧琉："倒如春夏属阳，冬秋属阴，由夏季的炎热，会转变到秋凉冬寒；由冬季的严寒，也会转变到春温夏热的气候，所以说重阴必阳，重阳必阴。"（《灵枢经白话解》）

【名家论述】

刘长林："重阴必阳，重阳必阴，也就是阴阳所代表的事物发展到极限必然要向相反的方面转化。四季更换是如此，疾病变化也是如此。如寒证未能得到及时治疗可以转化为热证，反过来热证也可能转化为寒证。又如寒证极重的病人，由于阴盛于内，格阳于外，反而出现一派热象；相反，热证极重的病人，由于阳盛于内，拒阴于外，又会出现寒象。这种阴阳格拒的病候，也是阴阳相互转化的一种特殊表现。"

【凡按】

一般来说，"阴阳消长"的观点，是符合辩证法思想的。所谓"阴阳转化"，《内经》在当时条件下，仅仅认识到大自然和人体内的阴阳的转化，提出了"重阴必阳，重阳必阴"等论点。但是还没有明确认识到阴阳的转化是要有一定条件的。在一定条件下，因为人体抗病能力强弱，或因病邪的性质不同，或因治疗上的差异等因素，使虚实寒热之间发生了转化。由此可见，证情的转化，必须具备一定的条件，否则是不会转化的。只有树立了这种正确的观点，才能坚持辨证论治，彻底摆脱唯心论和形而上学的影响。

【原文】

冬伤于寒，春必温病①；春伤于风，夏生飧泄；夏伤于暑，秋必阂疟；秋伤于湿，冬生咳嗽。（《素问·阴阳应象大论》）

【注释】

①温病：赵本、吴本、周本等并作"病温"为是。

【凡按】

伤于四时之邪皆能为病，以伤寒最为杀厉之气，中而即病故曰伤寒，不艰险病者，由于体弱致虚，至春容易病温，至夏容易病暑，故病伤寒之后，宜从秋冬养阴之法以防变。《生气通天论》云："春伤于风，邪气留连，乃为洞泄。"与"夏生飧泄"为同义语。"夏当与汗出勿止"，暑

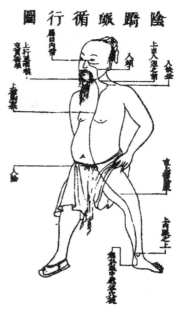

清代吴谦等人《刺灸心法要诀》中的阴跻脉循行图

1641

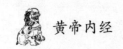
气宜散而不散，延到秋令，热不得发，而成阂疟矣。秋伤于湿，湿以收而不能散，至冬水湿相搏，寒凝于肺则生咳嗽，语云："功之成非成于成之日，祸之作非作于作之时"是也。

【原文】

寒极生热，热极生寒。寒气生浊，热气生清。清气在下，则生飧泄[①]；浊气在上，则生膜胀[②]。此阴阳反作，病之逆从也。（《素问·阴阳应象大论》）

【注释】

①飧泄：泻泄完谷不化。

②膜胀：胸膈胀满。

【名家论述】

裘沛然："清气主升，浊气主降，升清与降浊是相对而言的。清浊之气升降相因，是消化功能的重要因素。清阳不升，中气下陷，可引起泄泻等症。浊阴不降，阻滞脘腹，可引起胀满等症。就脏腑功能特点而言，脾主升清而胃主降浊。清气不升而致完谷不化的泄泻（即飧泄），多与脾失运化升发无力有关；浊气不降而致胸腹胀满（即膜胀），多与胃气不和失于通降有关。此即'阴阳反作，病之逆从也'。"（《中医名言辞典》）

【凡按】

阴阳在一定条件下，是可以互相转化的；寒冷到了极点，就转化为热；热到了极点，就转化为寒。这也是"物极必反"的道理。阴盛之极，格阳于外，虚火浮动，躁扰如狂，阴证似阳之类，非真热也，寒之极也。如《伤寒论》："少阴病，下利清谷，里寒外热，身反不恶寒，其人面色赤"，乃通脉四逆汤证是也。阳盛于内，火闭不通，四肢厥冷，甚或战栗，阳证似阴之类，非真寒也，热之极也。如《伤寒论》："脉滑而厥者，白虎汤主之。"是也。

【原文】

水为阴，火为阳，火为阳①，阳为气，阴为味②。味归形，形归气③，气归精，精归化④；精食气，形食味⑤，化生精，气生形⑥，味伤形，气伤精⑦，精化为气，气伤于味⑧。阴味出下窍，阳气出上窍⑨。（《素问·阴阳应象大论》）

【注释】

①水为阴，火为阳：水润下而寒故为阴，火炎而上热故为阳。

②阳为气，阴为味：张景岳："气无形而升，故为阳，味有质而降，故为阴，此以药食气味言也。"

③形归气：张景岳："归，依投也。五味生精血以成形，故味归形。形之存亡，由气之聚散，故形归于气。"

④精归化：张志聪："阳气生于阴精，故气归于精。"马莳："化乃生化，化为精之母，故精归于化。"

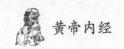
⑤精食气，形食味：食，音义同饲，以食与人也。引伸之，即仰求供养的意思。马莳："其曰精食气者，明上文气归精也。其曰形食味者，明上文味归形也"。王冰云："气化则精生，味和则形长，故云食也。"

⑥化生精，气生形：此二句即上文"精归化"、"形归气"的补充说明。精归化，故化生精；形归气，故"气生形"。

⑦味伤形，气伤精：马莳："凡物之味，因所以养形也。然味或太过，适所以伤此形耳。如《生气通天论》：阴之所生，本在五味，阴之五宫，伤在五味'。"

⑧精化于气，气伤于味：张景岳："精化为气，谓元气由精而化也。……然上文既云气归精，是气生精也，而此又曰精化气，是精生气也。二者似乎相反，而不知此正精气互根之妙，以应上文天地雨云之义也。……上文云味归形，则未有形伤而气不伤者，如云味过于酸，肝气以津，脾气乃绝之类，是皆味伤气也。"

⑨阳气出上窍：阳主升，阴主降。王冰："味有质，故下流于便泻之窍；气无形，故上出于呼吸之门。"

【名家论述】

胡天雄："本节经文是《内经》论述人体生命科学的重要组成部分，理论极为完整。"

谢浴凡："本节经文当分四段来读。"

第一段，两句。'阳为气，阴为味'，说明食物气味亦有阴阳，是起首语，亦即点题，点出本节经文之要，在于阴阳的对立互根，消长转化规律，论述人体味、形、气、精之生化及其影响。

第二段，四句。以'味'为主体，从正面论述味、形、气、精之生化，及其相互关系。

第三段，四句。以'化'为重点，进一步论述味、形、气、精之生化，及其重要作用。

第四段，四句。以'伤'为中心，从反面论述味、形、气、精之互相影响，及其病理变化。

仅十四句，四十四字，将味、形、气、精之生化，作用，互相关系、互相影响，说得既清楚又深刻，有主有次，有正有反，而三字为句，一字多用，意趣盎然"。

【凡按】

应弄清文中"形"、"气"、"精"、"归"、"食"等字的含义。其中"气"字尤宜着眼。"形"是指包括脏腑、经络、筋骨、血脉、肌肉、皮毛等在内的形体。"气"，文中凡八见，马莳指出："后世不明此节之义者，乃将其气字混看耳。"可见明确气字的含义，实乃理解本节意义的关键。注家多认为指人身之气，不确。这里从马注有两方面的意义：一为食物之气——"阳为气"、"气归精"、"精食气"、"气伤精"之气属之。一为人体气化功能——

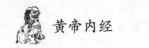

"形归气"、"气生形"、"精化为气"、"气伤于味"之气属之。

此外"气生形"之"气",则两种含义兼而有之。"精"是指饮食物所化生的营、血、津液等精微物质。"归"即归附,引伸有充养或转化、生成之意。"食",音义同"饲",是取食以为养之的意思。

根据以上的分析,便可以更简单地说,食物中的气味,能转化为人体的精气,并通过体内精气的相互化生,又促使形体的不断成长。如果食物的气味太过,则能害及人的精气,从而使形体受到损伤。这就是一节回环往复而又层见叠出的文字所表述的基本意义。

【原文】

味厚者为阴,薄为阴之阳;气厚者为阳,薄为阳之阴。味厚则泄,薄则通;气薄则发泄,厚则发热。(《素问·阴阳应象大论》)

【名家论述】

马蒔:"味之大体固为阴,而其阴中亦有阳。故味之厚者为纯阴,而味之薄者为阴中之阳也。气之大体固为阳,而其阳中亦有阴。故气之厚者为纯阳,而气薄者为阳中之阴也。惟味之厚者为纯阴,主于荡泻是也。味之薄者为阴中之阳,所以用之则流通不致于泄泻也,如木通、泽泻,为阴中之阳,主于流通是也。气之薄者为阳中之阴,所以用之则发其汗于上，如麻黄为气之薄者，阳也升也，故能发表出汗。气之厚者为纯阳，所以用之则发热，不止于发汗也，如用附子则大热之类是也。"

姚止庵："此言药性气味，各有不同，发散涌泻，贵得其宜也。"

【原文】

壮火之气衰，少火之气壮①，壮火食气，气食少火②，壮火散气，少火生气③。（《素问·阴阳应象大论》

【注释】

①壮火之气衰，少火之气壮：火，即指阳气。壮火、亢盛的阳气，即病理之火（能耗气、食气、散气）。少火，平和的阳气，即生理之火（能养气并促进气化）。

②壮火食气，气食少火：前"食"字，消蚀之意。后"食"字，同饲。

③壮火散气，少火生气：森立之："此即'壮火食气，气食少火'的互词。"

【名字论述】

李士材："火者，阳气也，天非此火，不能发育万物，人非此火，不能生养命根，是以物生必本于阳，但阳火之火则生物，亢列之火则害物。故太过，则气反衰，火和平，则气乃壮，壮火散气，故云食（侵蚀）气，少火生气，故云食（饲养）火。阳气者，身中温暖之气也，此气

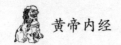

绝，则身冷而毙矣，运行三焦，熟腐五谷，畴非真火之功，是以《内经》谆谆反复，欲人善养此火。但少则壮，壮则衰。"（《内经知要》）

熊继柏："关于'壮火'与'少火'，后世医家所释不一。有从生理、病理而言者，如李中梓所述。有从药物阴阳作用而言者，如马莳说：'气味太厚者，火之壮也，用壮火之品，则吾人之气不能当之而反衰矣，如乌、附之类，而吾人之气不能胜之，故发热。（按：汪昂讥之谓'是桂附永无用期矣'。）气味之温者，火之少也，用少火之品，则吾人之气渐尔生旺，血亦壮矣，如参、归之类，而气血渐旺者是也。'马氏所注虽与经文前后相联系，但仅局限于药物作用之一点，不若论生理、病理之意义广。"（《内经理论精要》）

【原文】

辛甘发散为阳①，酸苦涌泄为阴，咸味涌泄为阴②，淡味渗泄为阳③，六者或收或散，或缓或急，或燥或润，或软或坚，以所利而行之④，调其气使其平也。（《素问·至真要大论》）

【注释】

①辛甘发散为阳：高士宗注："辛主发散，从内而外，必济以甘，故辛甘之味，为能发散，而属于阳。"

②咸味涌泄为阴：高士宗注："咸味润下，主能下泄，

亦能上涌。故咸味涌泄为阴。"

③淡味渗泄为阳：高士宗注："淡味主渗，其性通利，气薄升浮，故为阳。"

④以所利而行之：高士宗注："要根据五味阴阳之性，对五藏疾病有利者，而适当选用之。"

【名字论述】

张景岳："涌，吐也；泄，泻也。渗泄，利小便及通窍也。辛甘酸苦咸淡六者之性，辛主散主润，甘主缓，酸主收主急，苦主燥主坚，咸主软，淡主渗泄。《脏气法时论》曰：辛散，酸收，甘缓，苦坚，咸软。故五味之用，升而者为阳，降而重者为阴，各因其利而行之，则气可调而平矣。"

【原文】

阴①之所生，本在五味②，阴之五宫③，伤在五味。是故味过于酸，肝气以津④。脾气乃绝。味过于咸，大骨⑤气劳，短肌，心气抑⑥。味过于甘，心气喘满，色黑，肾气不衡。味过于苦，脾气不濡，胃气乃厚。味过于辛，筋脉沮⑦弛，精神乃央⑧。是故谨和五味，骨正筋柔，气

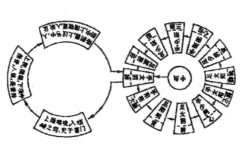

营气流注示意图

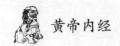

血以流，腠理以密，如是则骨气以精。谨道如法，长有天命。(《素问·生气通天论》)

【注释】

①阴：当指五脏所藏之精。

②五味：高士宗："本在五味，伤在五味，如水能浮舟，亦能覆舟。"

③五宫：即指五脏，因五脏为藏精之所，故称五宫。

④津：溢也。有过盛的意义。

⑤大骨：张景岳："大骨大肉皆通体而言，如肩、脊、腰、膝，皆大骨也。"

⑥短肌、心气抑：短肌，即长肌肉之反言；心气抑即胸闷气短之意。

⑦沮：坏也。

⑧央：同殃。

【凡按】

阴精的产生，来源饮食五味，但是藏精的五脏，即又可因五味的太过而受伤，所以过食酸味，则肝气太盛，脾运就要受制。过食咸味，咸入肾入骨，能软缩诸物，过则大骨受损，肌肉缩短，心气抑郁。过食甜味，因甘性缓滞，故令心气烦满，面色黑，肾气不能平衡；过食苦味，因苦性坚燥，故脾气不需润，胃气就会强厚；过食辛味，辛主发散，则筋脉松弛，久散则神气不收，精神亦同时受殃。所以注意饮食的调和，可使骨胳正直，筋脉柔和，气血通畅，腠理固密，如此则骨气精强，能谨守养生的法则，才能享受天赋的寿命。

（三）升降出入

【原文】

清阳为天，浊阴为地；地气上为云，天气下为雨；雨出地气，云出天气[①]。故清阳出上窍，浊阴出下窍[②]；清阳发腠理，浊阴走五脏[③]；清阳实四肢，浊阴归六腑[④]。（《素问·阴阳应象大论》）

【注释】

①云出天气：马莳："故积阳为天，则阳气之至清者为天也；积阴为地，则阴气之至浊者为地也。然地虽在下，而阴中之阳者升，故其上也为云；天虽在上，而阳中之阴者降，故其下也为雨。由云而后有雨，则雨虽天降，而实本之地气所生之云也，故雨出于地气。有雨之降而后有云之升，则云虽地升，而实本之天气所降之雨也，故云出天气。""此"宣肺以利尿，升清以止泻"的理论根据。

②上窍、下窍：上窍指耳目口鼻。下窍指前后阴。

③清阳、浊阴：清阳指温养皮肤肌肉的阳气；浊阴指五脏所藏的精血津液。

④四肢、六腑：这里清阳，指饮食物化生的清气；浊

1651

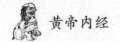

阴，指糟粕。张志聪注："四肢为诸阳之本。六腑者，传化物而不藏，此言饮食所生之清阳充实于四肢。而浑浊者归六腑也。"

【名家论述】

李东垣："万物之中，人一也，呼吸升降，效象天地，准绳阴阳，盖胃为水谷之海，饮食入胃，而精气先输脾归肺，上行春夏之令，以滋养周身，乃清气为天者也。升已而降下输膀胱，行秋冬之令，为传化糟粕转味而出，乃浊阴为地者也。"

【凡按】

《内经》看到水气轻清到天空而为云，云凝聚化雨变得重浊又降到地面；雨从天降而出自地气，云从地升，却是天气下降的雨水蒸发出来的。东垣认为机体内的物质代谢也有类似的过程：清阳之精气向上向外布散，使眼耳鼻舌皮肤四肢发挥各自的机能。浊阴浓重的物质归入体内脏腑向下运行，蒸化了有用的精微又向上布散周身，无用废物则通过二便排出体外。这是拿天地之间水气云雨的升降转换与人体的代谢类比。

然而"生长壮老已，动物之始终也，故必赖呼吸之出入。生长化收藏，植物之盛衰也，故必赖阴阳之升降"。凡物之成形者皆曰器，而生化出其中，故谓之生化之宇。

【原文】

岐伯曰：气之升降，天地之更用也。……升已而降，降者谓天；降已而升，升者谓地。天气下降，气流于地；地气上升，气腾于天。故高下相召，升降相因，而变作矣。（《素问·六微旨大论》）

【凡按】

在古代哲学认为，气是构成整个宇宙的最基本物质。由于气的运动，才产生了天地间的万物及各种自然现象。升降是气的主要运动形式。如天之气下降，地之气上升的交流运动，可以产生四季气候的变化，亦可形成云、雨等自然现象。《素问·阴阳应象大论》曰："地气上为云，天气下为雨；雨出地气，云出天气。"说明了地气被蒸发而上腾为云，天气凝聚而下降为雨，天上所下之雨来源于地面上升的水气，地气所能上升为云，还必须赖天上的阳热之气蒸发，随着气之升降出入，自然界在不断地运动而生长化收藏的变化作矣。

【原文】

夫物之生从于化，物之极①由乎变，变化之相薄②，成败之所由也……成败倚伏③生乎动，动而不已，则变作矣。（《素问·六微旨大论》）

【注释】

①物之极：指事物发展的最末阶段，即衰颓败坏。

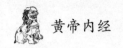
②相薄：侵迫也。

③倚伏：相为因果的意思。《老子》："祸兮福之所倚，福兮祸之所伏。"

【凡按】

"物之生"是指事物形成、发育、生长的过程，这是阴阳气化的升进作用，即"化"的力量占上风，因而使事物繁荣兴盛，处于生化的阶段；"物之般"是指事物兴盛到了极点就开始衰败，这是由于阴阳气化的降退作用，即"变"的力量占了上风，从而使事物走可死亡，处于极变的阶段。

从以上可以看出：第一，《内经》已接触到量变和质变的问题。在一定意义上，"物之生"属于量变。"物之极"属于质变。第二，《内经》发现事物内部包含两种对立力量诸因素，一种起肯定作用，名曰"化"，一种起否定作用，名曰"变"。第三，"变化之相薄，成败之所由"，这句话说明，事物内部包含的肯定和否定，既化与变这两种因素在相互斗争着。"相薄"即相互斗争之义。

【原文】

根于中者①，命曰神机，神去则机息②。根于外者③，命曰气立，气止则化绝④。（《素问·五常政大论》）

【注释】

①根于中者：张景岳："凡动物之有血气心知者，其

1654

生气之本，皆藏于五内，以神气为主，故曰中根。"

②神去则机息：张景岳："物之根于中者，既以神为之王，而其知觉运动，即神机之所发也，故神去则机亦随而息矣。"

③根于外者：张景岳："凡植物之无知者，其生成之本，悉由外气所化，以皮壳为命，故根于外。"

④气止则化绝：张景岳："物之根于外者，必假外气以成立，而其生长收藏，即气化之所立也，故气止则化亦随而绝矣。"

【名家论述】

刘长林："《内经》断定一切生命都来自'天地之运，阴阳之化'，这是原则上是正确的。依据吸收营养的方式不同，《内经》把生物分为'根于中者'和'根于外者'两大类。'根于中者'是指把食物吞进体内再消化吸收的动物；'根于外者'是指通过显露于外的根叶来吸取营养的植物。"按：此论剖析入微。

【原文】

出入废①则神机化灭②，升降息③则气立孤危④。故非出入，则无以生长壮老

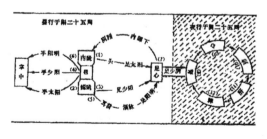

卫气流注示意图

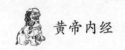

已⑤；非升降，则无以生长化收藏。是以升降出入，无器不有⑥。(《素问·六微旨大论》)

【注释】

①出入废：出入，指人类和动物呼吸空气，饮食水谷，排泄废物而言。废，停止的意思。

②神机化灭：神机，指精神和一切功能。如果人类和动物不呼吸，不饮食、排泄，则精神和一切功能活动都要毁灭。

③升降息：升降，就植物而言，根部吸收水分养料而上升，为之阴升。叶部吸收阳光制造养料而下降，是为阳降。故曰升降。息，是停止，即不升不降。

④气立孤危：气立，即依气而立，就是依气而生存。孤危，有孤立危害之意。

⑤生长壮老已：张景岳："生长壮老已，动物之始终也，故必赖呼吸之出入。生长化收藏，植物之盛衰也，故必赖阴阳之升降。"

⑥无器不有：器，指物之有形器质，为神与气的物质基础。高士宗："凡有形者，谓之器，人与万物生长于天地之中，皆属有形，均谓之器，是以升降出入无器不有。"

【名家论述】

孙庆玺："出入废则神机化灭，升降息则气立孤危。这与心、肺、脑三死门之西说，形近而实不同，它除了

'已'（死的代名词）以外，主要还含有生、长、壮、老的一切生物体，故《内经》之说，是自然哲学的高度概括。"（《首届全国中医药防治感染性休克讨论会资料》）按：此说深刻理解"出入废则神机化灭，升降息则气立孤危。"切入预防和抢救"三衰"，有着重要的临床意义。

【凡按】

生物体和所有器物一样，时刻不停地发生着运动和变化，生命现象来自生物体升降出入的特殊机能。生物体一旦失去了这种机能，就"出入废"、"升降息"停止了生命活动。

【原文】

故器者生化之宇，器散则分之，生化息矣。故无不出入，无不升降，化有小大[①]，期有近远[②]，四者之有，而贵常守[③]，反常则灾害至矣。（《素问·六微旨大论》）

【注释】

①化有小大：化，指生化；小大，指物体。万物都是生化的物体，都有升降出入的机能，但物体有大有小，故曰化有小大。

②期有近远：期，指间隔之期。即生与死的间隔之期有近有远。

③四者之有，而贵常守：谓"升降出入"四者缺一不可，时刻不能停；只升不降，或只降不升，只有宣发而无

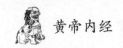

灌注，或只有灌注而无宣发，概属异常。异常一出现，灾害随之而至。由此可见，在正常生理活动的情况下，升和降，出和入是处于相对平衡协调之中的。

【凡按】

气机升降是自然界物质运动变化的普遍现象，也是人体脏腑经络气血阴阳矛盾运动的基本形式。学习和掌握气机升降学说，对于深刻认识人体的生理、病理，以及辩证立法、制方遣药都具有重要的意义，因此，为历代医家所重视。清代医家吴东喝说："明乎脏腑阴阳升降之理，凡病皆得其要领矣。"尤在泾说："制方用药必本升降浮沉之理。"《内经》则奠定了气机升降学说的理论基础。《内经》认为，自然界一切有生命的物体，大而天地日月星辰，小而草木鱼虫，其阴阳对立双方，无不是在升降出入中运动着；如果这种升降出入的运动一旦停止，其生命也就不存在了，如《素问·六微旨大论》说："升降出入，无器不有。""出入废则神机化灭，升降息则气立孤危，故非出入则无以生长壮老已，非升降则无以生长化收藏。"

三、五 行

《汉书·律历志》曰："五星（天上的五大行星）合于五行"，《尚书·洪范》曰："五行：水、火、木、金、土。水曰润下，火曰炎上，木曰曲直，金曰从革，土爱稼穑；润下作咸，炎上作苦，曲直作酸，从革作辛，稼穑作甘。"说明我国青铜器时代的人们，认为宇宙间的一切事物，均由木火土金水五种最基本的物质运行和变化所构成。它们是日常生活中的必不可缺少的东西。所以五行之说的基本观点是唯物的不是唯心的。最原始的五行，是阴阳的进一步发展，而且五行与数学中的奇数、偶数结合在一起，促进了我国古代数学的发展，奠定了十进位。所以五行之说是科学的。郭沫若在《十批判书》中也是持肯定态度的。（《郭沫若全集·历史编》）近人孟庆云说："五行作为方法论，唯物主义用它，唯心主义也用它，两家都对五行学说的发展作出了贡献。"但五种原素本身是唯物的，由物质产生能量、与之相提并论的整体、信息，而不是孤立的，行者运动变化也，所以"亢害承制"、"生克制化"是中医的理论依据。

（一）比类取象

【原文】

五行①者，金木水火土也，更贵更贱②以知死生，以决成败，而定五脏之气，间甚③之时，死生之期也。（《素问·脏气法时论》）

【注释】

①五行者，金木水火土也：行，就是强调物质的运动

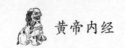

变化。张景岳："五行即阴阳之质，阴阳即五行之气，气非质不立，质非气不行。行也者，所以行阴阳之气。"

②更贵更贱：任应秋："贵贱即是盛衰，更贵更贱，也就是五行各有阴阳而互为盛衰，由其盛衰不同，五脏六腑病变之间，甚、成、败、死、生，都可以从此而判断了。"

③间甚：即轻重的意思。张志聪："间者，转轻之时，甚者加重之时也。"

【名家论述】

刘长林："事实证明，五行学说与现代的系统理论的确有许多相似之处。如果说阴阳是一种古代的对立统一学说，那么完全有理由把《内经》的五行称作是一种原始朴素的普通系统论。"

傅景华："'五行'代表自然过程中相互作用的五类运动方式。五行不是五种物质或'物质元素'。五行学说是反映这一作用过程中各种方式的相互关系及其变化规律的理论。五行是在阴阳的基础上出现的更为复杂的作用方式，属于自然过程中的五元系列。五行的作用关系主要表现为同气五行的生克制化，异气五行的胜复乘侮。如正气五行的和谐作用，生即是制，克即是化。生者从无制有，克者从有化无。无生有，以气成形；有化无，以形化气。阳化气，阴成形，生命过程中形气的演化必赖元阴与元阳。故相克之藏气不化则责之阳虚，相生之藏形不成则责之阴虚。"

【凡按】

内经以五脏为中心，以比类取象的方法，将五个系统与自然界的四时阴阳、寒暑六气、五方地域等密切联系在一起，而形成为一个完整的开放系统结构，用来认识人与自然之间的关系。人体自身的各种形态与功能、生理与病理，并且为养生保健、临床治疗提供了依据。

【原文】

天有四时五行，以生长收藏，以生寒暑燥湿风。人有五脏化五气[1]，以生喜怒悲忧恐。故喜怒伤气，寒暑伤形[2]。暴怒伤阴，暴喜伤阳[3]。厥气上行，满脉去形[4]。喜怒不节，寒暑过度，生乃不固。（《素问·阴阳应象大论》）

【注释】

（1）五气：五脏之气。

②喜怒伤气，寒暑伤形：喜怒概五志，由内而发，故先伤五脏之气。寒暑概六淫，从外而入，故先伤肢体身形。

③暴怒伤阴，暴喜伤阳：张志聪："多阳者多喜，多阴者多怒，喜属阳而怒属阴也。是以卒暴而怒，则有伤于阴矣；卒暴之喜，则有伤于阳矣。"

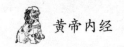

④厥气上行，满脉去形：张志聪："阴阳之气，厥逆上行，则五藏之气，满于脉而离脱于真藏之形矣。

【名家论述】

姚止庵："按《天元纪大论》悲作思，脾主思，是也。本篇下文亦言脾在志为思。而此既言悲，又言忧，悲忧并为肺志，反失却脾志，必错误也。宜云喜怒悲思恐为是。"按：此说可从。

【凡按】

《内经》把五行学说应用于医学，对研究和整理古代人民积累的大量临床经验，形成祖国医学特有理论体系，起了巨大的推动作用。它促使人们从系统结构观点观察人体，有助于辩证地认识人体局部与局部，局部与整体之间的有机联系，以及人体与生活环境的统一。整体观念属中医学的一个基本特点，这是大家所共认的。五行学说的应用，则加强了中医学关于人体是一个统一整体的论证。

【原文】

论理人形，列别①脏腑，端络经脉②，会通③六合，各从其经；气穴④所发，各⑤有处名；豁合属骨，皆有所起；分部逆从⑥，各有条理；四时阴阳，尽有经纪⑦，外内之应⑧，皆有表里，其信然乎？（《素问·阴阳应象大论》）

【注释】

①列别：即分别。

②端络经脉：端，即详审，络，即联系之义。

③会通：会合变通。

④气穴：即经气输注的孔穴，又称经穴。

⑤各：明·绿格抄本作"皆"。

⑥分部逆从：张志聪曰："分部者，皮之分部也，皮部中之浮络，分三阴三阳，各有顺逆，各有条理也。"

⑦经纪：指四时阴阳变化的常规。

⑧外内之应：人之脏腑形身，与天时、四季、阴阳、内外是息息相关的。

【名家论述】

蔺云桂："人之所以生（生存），病之所以成（发生和形成），人之所以治（防疫、治疗和保健），病之所以起（病愈），都与经络的功能有着密切的关系；阴阳的调节，五行的变化，营卫气血的运输，五脏六腑的气血供应和内脏、五官、骨肉、皮毛之间的联系等，基本上是由经络来完成的，因此，'经脉者，所以决生死，处百病，调虚实，不可不通'之说，是出于实践经验的。"（《经络图解》）

【凡按】

此节经文叙述，关于辨明五脏六腑并了解与经络之间的关系，以及三阴经与三阳经的会合，各有其具体的循行路线；经络上的气穴各有一定的部位和名称。肌肉连接在骨节上，都有一定的起止点；分布在体表的十二经脉，其经气循行有顺有逆，有条不紊。四时阴阳的变化都有一定的规律，人体与之相应，而且体内与体表还有一定的联系，是否真的如此？但据下文岐伯的回答，并未涉及前段内容，只回答了四时气候与人本的关系和体内与体表的联系。故此单乍一般。

【原文】

东方生风，风生木，木生酸①，酸生肝，肝生筋，筋生心，肝主目。其在天为玄②，在人为道③，在地为化④。化生五味，道生智，玄生神⑤。神在天为风，在地为木，在体为筋，在脏为肝，在色为苍，在音为角，在声为呼，在变动为握，在窍为目，在味为酸，在志为怒。怒伤肝，悲胜怒；风伤筋，燥胜风；酸伤筋，辛胜酸。（《素问·阴阳应象大论》）

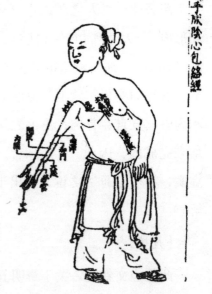

明代高武《针灸聚英》经穴图中的手厥阴心包络经图

【注释】

①木生酸：《尚书·洪范》："木曰曲直，曲直作酸。"

②在天为玄：张景岳："玄，深微也，天道无穷，东为阳升之方，春为发生之始，故曰玄。"

③在人为道：张景岳："道，天地之生意也，人以道为生，而知其所生之本，则可与言道矣。"

④在地为化：张景岳："化，生化也。有生化而后有万物，有万物而后有终始，凡自无而有，自有而无，总称曰化。"

⑤玄生神：阴阳不测谓之神。张介宾："玄冥之中，无有而无不有也，神神奇奇，所以生矣。"

【凡按】

徐荣斋认为："在天为玄至此六句，他方皆无，而东方独有之，盖东方为生物之始，而元贯四德，春贯四时，言东方之化，则四气尽乎其中矣。此盖通举五运六气之大法，非独指东方为言也。"又说："此段系《天元纪大论》之文，见于此篇——'东方生风'段中，文气不类。"供参考。

【原文】

南方生热，热生火，火生苦，苦生心，心生血，血生脾，心主舌。其在天为热，在地为火，在体为脉，在脏为心，在色为赤，在音为徵，在声为笑，在变动为忧①，在窍为舌，在味为苦②，在志为喜。喜伤心，恐胜喜；热伤气，寒胜热；苦伤气，咸胜苦。 （《素问·阴阳应

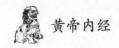

象大论》)

【注释】

①在变动为忧：张景岳："心藏神，神有余则笑，不足故忧。"

②在味为苦：《尚书·洪范》："火曰炎上，炎上作苦。"

【原文】

中央生湿，湿生土，土生甘①，甘生脾，脾生肉，肉生肺，脾主口。其在天为湿，在地为土，在体为肉，在脏为脾，在色为黄，在音为宫，在声为歌，在变动为哕②，在窍为口，在味为甘，在志为思。思伤脾，怒胜思；湿伤肉，风胜湿；甘伤肉，酸胜甘。（《素问·阴阳应象大论》)

【注释】

①土生甘：《尚书·洪范》："土爰稼穑，稼穑作甘。"

②哕：呃逆。吴崑："脾气作逆，名曰哕。"

【原文】

西方生燥，燥生金，金生辛①，辛生肺，肺生皮毛，皮毛生肾，肺主鼻。其在天为燥，在地为金，在体为皮毛，在脏为肺，在色为白，在音为商，在声为哭，在变动为咳，在窍为鼻，在味为辛，在志为忧②。忧伤肺，喜胜

忧；热伤皮毛，寒胜热③；辛伤皮毛，苦胜辛。（《素问·阴阳应象大论》）

【注释】

①金生辛：《尚书·洪范》："金曰从革，从革作辛。"

②在志为忧：姚止庵："按《宣明五气篇》言：精气并于肺则悲。……然悲极则忧，忧极则悲，悲忧同情，故皆为肺志。"

③热伤皮毛，寒胜热：《太素》作"燥伤皮毛，热胜燥。"

【原文】

北方生寒，寒生水，水生咸①，咸生肾，肾生骨髓，髓生肝，肾主耳。其在天为寒，在地为水，在体为骨，在脏为肾，在色为黑，在音为羽，在声为呻，在变动为栗②，在窍为耳，在味为咸，在志为恐。恐伤肾，思胜恐；寒伤血，燥胜寒③；咸伤血，甘胜咸。（《素问·阴阳应象大论》）

【注释】

①水生咸：《尚书·洪范》："水曰润下，润下作咸。"

②在变动为栗：肾为阳气之根，肾阳虚衰则寒战栗。

③寒伤血，燥胜寒：《太素》作"寒伤骨，湿胜寒。"

【名家论述】

任应秋："用木、火、土、金、水来说明一年五个季

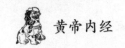

节的基本性质，实是指人们日常必需的五种生活资料而言，这种概念都是唯物的。即各个季节正常气候的多方面表现。"（《论医集》）

赵棻："五行学说原是说明地球绕日一周，成为春、夏、秋冬四季，在这四季中，地球上的一切生物，均随着四季的变化而变化，四季本身也在变化，都是有物质基础，且又互相关系的。古人为了说理方便，以木、火、土、金、水五字为代名词，以东方、春季等为木；南方、夏季等为火；西方、秋季等为金；北方、冬科等为水；地球为中土，为长夏。它的主要精神实质，是承认一切事物都有联系，不是孤立的，并且时时都在变化。这正是辩证法的观点。"（《名老中医之路》）

【凡按】

《内经》把日月星宿，季节变迁，人体、动植物等各种自然界的事物，看作一个具有统一结构和统一运动节奏的整体。就是说，宇宙是一个具有阴阳五行法则伸展开阖的特大系统。在这个大系统中，空间的基本结构是五方，时间的基本结构是五季，这是世界的基本间架。万事万物依照阴阳五行法则配列在这个系统中，各自形成一个五行小系统。天体运行，气象变化，人体气血循环以及五色、五味、五音……相互之间存在着横向和纵向的关联，处于永恒的螺旋式循环运动之中。……天地万物的生成变化，均取决于五行阴阳的作用，以五行阴阳为死生之本所造成。这也就是为何属于同一行的不同类事物，会有相应的联系，属于不同行的不同类事物也会发生相生相胜关系的根源。

（二）生克制化

【原文】

帝曰：人生有形，不离阴阳，天地合气，别为九野^①，分为四时，月有小大，日有短长，万物并至，不可胜量，虚实呿吟^②，敢问其方^③？岐伯曰："木得金而伐^④，火得水而灭，土得木而达^⑤，金得火而缺^⑥，水得土而绝，万物尽然，不可胜竭^⑦。（《素问·宝命全形论》）

【注释】

①九野：指天的中央和八方。

②虚实呿吟：根据呿吟这样细小的声音就能判断虚实。

③敢问其方：方，即方法。张景岳："此详求针治之方也。"

④木得金而伐：伐，砍伐，此处有损伤的意思。

⑤土得木而达：达，通达之意，此处可作疏松解。即土能被树木所疏通，为木克土之义。

⑥金得大而缺：缺，残缺之意。金属遇火便溶化，而

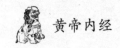

改变原来形状。

⑦不可胜竭：数不尽的意思。张景岳："天地阴阳之和，五行尽之，万物虽多，不能外此五者，识五行相克之道，则法可约而知矣。"

【名家论述】

姚止庵："五行相胜，此其常也。乃土独与众异者，土厚顽，苟无物焉以通之，则且为石田而何以生长夫万物。是故乘其弱而克之者木也，疏其理而通之者亦木也。土得木而达，其义精哉。"

【凡按】

五行学说认为，自然界的一切事物都是由木、火、土、金、水五种物质的运动与变化所构成的。这五种物质之间不仅具有相互资生（相生）的关系，还存在相互制约（相克）的关系。比如金能伐木，水能灭火，土受木克则疏达，金被火熔则缺损，水受土制则绝止。古人将此五行的属性加以抽象推演，认为自然界万物之间都具有这类相互制约的规律，因而举不胜举，不可穷尽，这一规律在医学理论中得到广泛应用。

【原文】

木郁达之①，火郁发之②，土郁夺之③，金郁泄之④，水郁折之⑤，然调其气，过者折之，以其畏也，所谓泻之（原注：谓泻其胜气也）。（《素问·六元正纪大论》）

1670

【注释】

①木郁达之：张景岳："凡木郁之病，风之属也，其经在胁肋，其主在筋爪。其伤在脾胃，在血分，然木喜条达，故在表者当疏其经，在里者当疏其脏，但使气得通，皆谓之达。诸家以吐为达者，又安足以尽之。"

②火郁发之：张景岳："发，发越也。凡火郁之病，为阳为热之属也。其脏应心与小肠、三焦，其主在脉络，其伤在阴分，凡火之居，其有结聚饮伏者，不宜蔽遏，

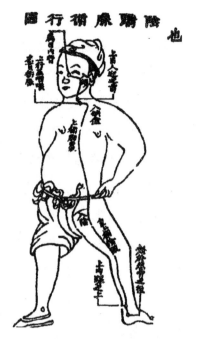

清代陈惠畴《经脉图考》奇经图中的阴跷脉循行图

故当因其势而解之，散之，升之，扬之，如开其窗，如揭其被，皆谓之发，非独止于汗也。"

③土郁夺之：张景岳："夺，直取之也。凡土郁之病，湿滞之属也。其脏应脾胃，其主在肌肉四肢，其伤在胸腹，土畏壅滞，凡滞在上者夺其上，吐之可也；滞在中者夺其中，伐之可也；滞在下者夺其下，泻之可也。凡此皆谓之夺，非独止于下也。"

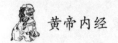

④金郁泄之：张景岳："泄，疏利也。凡金郁之病，为饮为闭，为燥为塞之属也。其脏应肺与大肠，其主在皮毛声息，其伤在气分，故或解其表，或破其气，或通其便。凡在表在里，在上在下，皆可谓之泄也。"

⑤水郁折之：张景岳："折，调制也。凡水郁之病，为寒为水之属也。水之本在肾，水之标在肺，其伤在阳分，其反克在脾胃，水性善流，宜防泛滥。凡折之之法，如养气可以化水，治在肺也；实土可以制水，治在脾也；壮火可能胜水，治在命门也；自强可以帅水，治在肾也；分利可以去水，治在膀胱也。凡此皆谓之折，岂独抑之而已哉。"

【名家论述】

高士宗："虽曰达之、发之、夺之、泄之、折之，然必调其正气，若郁之过者，则逆其气而折之，折之以其所畏也。所谓实则泻之也。"

【原文】

夫圣人之治病，循法守度，援物比类①，化之冥冥。（《素问·示从容论》）

【注释】

①援物比类：即《易经》的"引而伸之，触类而长之。"

【凡按】

祖国医学运用"比类"的方法，把功能活动不同的脏腑，按照各自的性质和作用，分别归属于五行之中。脾为生化之源，土能生万物，故以脾属"土"；肝喜条达，木性生发，故以肝属"木"；心阳温煦，火性阳热，故以心属"火"；肺主肃降，金性清肃，故以肺属"金"；肾主水藏精，水性润下，故以肾属"水"。五行之间的相生关系：如肾（水）之精以养肝（木）；肝木藏血以养心（火）；心火之热以温脾（土）；脾土化生水谷精微以充肺（金）；肺金清肃以助肾（水）。这种相生关系，称为母子关系。五行之间的相克关系：肺（金）清肃下降，可能抑制肝（木）的上亢；肝（木）的条达，可以疏泄脾（土）的壅郁；脾（土）的运化，可以制止肾（水）的泛滥；肾（水）的滋润，可以防止心（火）的上炎；心（火）的阳热，可以制约肺（金）肃降太过。这种相克的关系，使运动在一定范围内保持相对的平衡。

【原文】

气有余，则制①已所胜而侮②所不胜；其不及，则已所不胜侮而乘③之，已所胜轻④而侮之。（《素问·五运行大论》）

【注释】

①制：克制、制约。

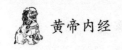

②侮：欺侮。

③乘：趁着，乘虚侵袭。

④轻：轻蔑。

【名家论述】

张景岳：“己所胜，我胜彼也。所不胜，彼胜我也。假令木气有余，则制己所胜而土受其克，湿化乃衰；侮所不胜，则金反受木之侮，而风化大行也。木气不足，则己所不胜者乘虚来侮，而金令大行；己所胜者，因弱相轻，而土邪反甚也。《六节藏象论》曰：未至而至，此谓太过，则薄所不胜而乘所胜也，命曰气淫。至而不至，此谓不及，则所胜妄行，而所生受病，所不胜薄之也，命曰气迫。运气相同，举此可类推矣。”

姚止庵：“五行之理以用相制者，气之平也。若夫旺而有余，或衰而不及，则气反其常，但有强弱之势，而无上下之分矣。制者以上临下，侮者以强凌弱也。”

【原文】

相火之下，水气承①之；水位之下，土气承之；土位之下，风气承之；风位之下，金气承之；金位之下，火气承之；君火②之下，阴精承之。（《素问·六微旨大论》）

【注释】

①承：张志聪：“承者，谓奉承其上而制之。”

②君火：五行之数与六气相配，则火分为二，故有君

1674

火相火之别。君火之下，阴精承之，相火之下，水气承之，皆阴能制阳之意。

【名家论述】

周学海："火承以水，则火自有所涵而不越；水承以土，则水自有所防而不滥；土承以木，则土自有所动而不郁；木承以金，则木自有所裁而不横；金承以火，则金自有所成而不顽。承者，隐制于未然，斯不待其亢而害，消于不觉矣。"（《读医随笔》）

【原文】

亢则害，承乃制①，制则生化，外列盛衰，害则败乱，生化大病。（《素问·六微旨大论》）

【注释】

①亢则害，承乃制：张景岳："亢害，盛之极也。承制，因其极而抑之也。"

【名家论述】

何时希："'亢则害，承乃制'二语，亦为五脏平衡之要旨，对治疗方法极有作用，历来医家皆重视之，如'见肝之病，知肝传脾，当先实脾"，肝受制则不能传脾，终于得到相对平衡而不病，这就是'承乃制'"。（《名老中医之路。程门雪病例按》）

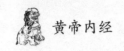

四、藏 象

《内经》把脏腑学说命名为藏（脏）象学说，是为了说明人体脏腑、经络、精、气、神的生理作用和病理变化，以及它们的外在表现等是一个有机整体，同时说明人体和自然界也是一个密切关系的统一整体。脏象学说贯穿了整体观念，体现了祖国医学朴素的唯物论和自发的辩证思想，是祖国医学理论体系的核心。

古人用"象"来做思维模型以推论事物。那么藏象的涵义显然就是：通过表现于外的信息，来推断内部的功能。即以"观象识藏"的黑箱方法建立了脏藏象显的藏象学说。《内经》称此法为"外揣"。

（一）脏 腑

1. 脏藏象显

【原文】

帝曰：藏象①何如？岐伯曰：心者，生之本②，神之变③也；其华在面，其充在血脉，为阳中之太阳，通于夏气④。（《素问·六节藏象论》）

【注释】

①藏象：藏指内脏，包括五脏六腑。象指外象，王冰

注："象谓所见于外，可阅者也。"所以说，"脏藏于内，象显于外"。

②生之本：高士宗："心者，身之主，故为生之本。"

③神之变：《新校正》："详'神之变'，全元起本并《太素》作'神之处'"。律以下文"魄之处"、"精之处"、"魂之居"，以"神之处"为是。处，即居处。心藏神，故为神之处。

④阳中之太阳，通于夏气：马莳："心肺居于膈上，皆属阳，而心则为阳中之阳，当为阳中之太阳也。自时而言，夏主火，心也属火，故通于夏气。"

【原文】

肺者，气之本①，魄之处也；其华在毛，其充在皮，为阳中之太阴②，通于秋气。（《素问·六节脏象论》）

【注释】

①气之本：肺主气，故为气之本。

②阳中之太阴：《新校正》："按'太阴'《甲乙经》并《太素》作'少阴'。当作'少阴'。

【原文】

肾者，主蛰①，封藏之本②，精之处也；其华在发，其充在骨，为阴中之少阴③，通于冬气。（《素问·六节脏象论》）

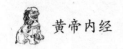

【注释】

①蛰：虫类伏藏于土中称为蛰。此为闭藏之意。

②封藏之本：肾主藏精，肾气实则精固藏，虚则遗泄，故为封藏之本。

③阴中之少阴：《新校正》："按全元起本并《甲乙》、《太素》'少阴'作'太阳'，当作'太阴'。肾在十二经虽为少阴，然在阴分之中，当为太阴。"《灵枢·阴阳系日月》："肾为阴中之太阴。"

【原文】

肝者，罢极之本①，魂之居也；其华在爪，其充在筋，以生血气，其味酸，其色苍，此为阳中之少阳②，通于春气。《素问·六节脏象论》

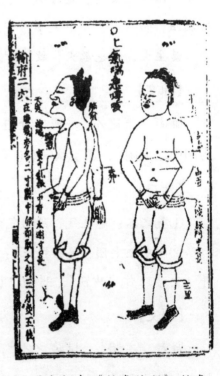

明代何柬《针灸捷径》针灸方图中的气喘急哮咳取穴图

【注释】

①罢极之本：姚止庵："罢与疲通，肝主筋，过劳则运用乏竭而困倦矣，故云罢极。"

②阳中之少阳：

《灵枢·阴阳系日月》:"肝为阴中之少阴。"

【名家论述】

胡源民:"肝脏主要功能之一是消化代谢,人体生存所必需的蛋白质代谢,肝脏是其惟一的器官。食物中的淀粉和糖类,消化后变成葡萄糖,经肠道吸收后由肝脏将它合成肝糖原并贮存于肝脏,当劳动等消耗需要时,肝脏又可将肝糖原分解为葡萄糖供给机体利用,从而能调节血液中的血糖浓度。……而发挥其抗疲劳的作用。所以称为'罢极之本'"。(《美妙神奇的中医药王国》)

【原文】

脾、胃、大肠、小肠、三焦、膀胱者,仓廪之本①,营之居②也,名曰器③,能化糟粕,转味而入出④者也;其华在唇四白⑤,其充在肌,其味甘,其色黄,此至阴之类,通于土气⑥。凡十一藏取决于胆也。(《素问·六节藏象论》)

【注释】

①仓廪之本:《礼记·月令》:"谷藏曰仓,米藏曰廪。"脾胃为水谷之海,气血生化之源,故曰仓廪之本。

②营之居:王冰:"营起于中焦,中焦为脾胃之位,故云营之居也。"

③器:器皿,容器。脾、胃、大肠、小肠、三焦、膀胱盛水谷,排泄粪便,故比喻为器。

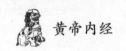

④转味而入出：指对水谷精气糟粕的升降出入。

⑤其华在唇四白：胡天雄曰："'四白'二字当衍，脾为营之居，营血充足，则唇色红润，故曰其华在唇。与心之其华在面，肺之其华在毛，肾之其华在发，肝之其华在爪，句式一致。"

⑥至阴之类，通于土气：张景岳："脾以阴中之至阴而分旺四季，故通于土气，此虽若指脾为言，而实总结六腑者，皆仓廪之本，无非统于脾气也，故曰此至阴之类。"

【名家论述】

吴崑："《素问·六微旨大论》曰：'是以升降出入，无器不有，故器者化之宇。'六腑能运行糟粕，转五味而养五脏，故六腑为水谷精气糟粕升降出入之路也。"

李东垣："胆者少阳春升之气，春气升则万化安。故胆气在升，则余脏从之。所以十一脏皆决于胆。"（《脾胃论》）

程杏轩："勇者气行则已，怯者着而成病"，遇大风不畏，则不为风伤，遇大寒不畏，则不为寒中，气以胆壮，邪不可干，故曰十一脏皆取决于胆也。"按：此从另一方面，取决于胆的决断功能。

【凡按】

"藏象"一词，首见于《素问·六节藏象论》。可分为现象、意象和法象三者。事物自然的、人为的表态或动

态的显露为现象，由抽象思维的、意念虚拟的想象为意
象；由现象和意象而推理取法的为法象。《素问·五脏生
成篇》"五脏之象可以类推"。在类推时的诸般所见，是
藏象之意象。由表推里，是以外部表象为信息，来推测内
脏。所以"藏象"仅对活的机体而言，本质上是属于动态
——活的生命，其脏腑功能不能象外部器官那样可以直接
观察，也不能解剖而视之，但可用"司外揣内"、"司内
揣外"（《灵枢·外揣》），由此知彼，由表知里的方法
测知。

藏象学说认为，五脏六腑，体表内脏各层次之间的联
系，主要是靠经络来联属实现的。经络的联系作用，使人
体得以实现"脏腑相关"和"体表内脏相关"。各脏腑器
官密切联系的结果，使得在人体任何一部分都可获得全身
的信息，可以视为全身的缩影，有整体分布的定位。因
此，藏象学说表述的人体，又是一个全息的系统模型，它
反映了祖国医学认识和诊治疾病的特点。

【原文】

心之合①脉也，其荣色也，其主②肾也。肺之合皮也，
其荣毛也，其主心也。肝之合筋也，其荣爪也，其主肺
也。脾之合肉也，其荣唇也，其主肝也。肾之合骨也，其
荣发也，其主脾也。（《素问·五脏生成篇》）

【注释】

①心之合：合，内外的配合。指与五脏有特殊配合关

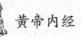

系的组织。

②其主：主，制约，亦即"克我者"。姚止庵："主者仆从之所畏。"

【名家论述】

张景岳："心生血，血行脉中，故合于脉。血华在貌，故荣于色。心属火，受水之制，故以肾为主。肺属金，皮得金之坚，故合于皮。毛得皮之养，故荣于毛。……金受火之制，故肺以心为主。肝属木，木曲直而柔，筋体象之，故合于筋。爪者筋之余，故荣于爪。木受金制，故肝以肺为主。脾属土，肉象地之体，故合肉也。脾气通于唇，故荣唇也，土受木之制，故脾以肝为主。肾属水，肾藏精，骨藏髓，精髓同类，故肾合骨。发为精血之余，精髓充满，其发必荣，故荣在发。水受土之制，故肾以脾为主。"

【凡按】

藏象学说以五脏六腑为中心，联系到躯体、五官、九窍等组织器官，形成了生理学的五大系统，而又以整体观念为指导，说明人体的组织器官，构成了一个完整的人体模型。"象"是指脏腑生理活动、病理变化反映于外的征象，象变是疾变信息的反映。"藏"是指隐藏于人体内部的，主要是指五脏六腑及其有关的器官。藏变决定象变，象变推知藏变。经络是人体内运行气血的通路，是沟通表里上下，联系脏腑器官的独特系统。《灵枢·海论》说：
"夫十二经脉者，内属于脏腑，外络于肢节。"明确指出了
经络沟通表里的作用，可见经络是运行气血，传递信息的
通路。

2. 脏腑功能

【原文】

黄帝问曰："愿闻十二脏之相使①，贵贱②何如？岐伯
对曰：悉乎哉问也，请遂言之。心者，君主之官也，神明
出焉。肺者，相傅之官，治节出焉③。肝者，将军之官，
谋虑出焉④。胆者，中正之官，决断出焉⑤。膻中⑥者，臣
使之官，喜乐出焉⑦。脾胃者，仓廪之官，五味出焉⑧。
大肠者，传导之官，变化出焉⑨。小肠者，受盛之官，化
物出焉⑩。肾者，作强之官，伎巧出焉⑪。三焦者，决渎
之官，水道出焉⑫。膀胱者，州都之官，津液藏焉，气化
则能出矣⑬。凡此十二官者，不得相失⑭也。故主明则下
安……主不明则十二官危。《素问·灵兰秘典论》)

【注释】

①相使：张景岳："相使者，辅相臣使之谓。"指十二
脏腑的功能及其相互联系。

②贵贱：职位之高低。此指脏腑功能的主要、次要
之分。

③相傅之官，治节出焉：张景岳："肺与心皆居膈上，

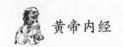

位高近者，犹之宰辅，故称相傅之官。肺主气，气调则营卫脏腑无所不治，故曰治节出焉。"

④将军之官，谋虑出焉：高士宗："气勇善怒，犹之将军之官。运筹揆度，故谋虑由之出焉。"

⑤中正之官，决断出焉：王冰："刚正果决，故官为中正；直而不疑故决断出焉。"

⑥膻中：张景岳："按十二经表里，有心包络而无膻中，心包之位正居膈上，为心之护卫。胀论曰：'膻中者，心主官城也'，正合心包臣使之义。"

⑦臣使之官，喜乐出焉：吴崑："是行君相之令，故曰臣使。然膻中气化则阳气舒，而令人喜乐，气不化则阳气不舒，而令人悲愁，是为喜乐之所以从出也。"

⑧仓廪之官，五味出焉：张志聪："脾胃运纳五谷，故为仓廪之官，五味入胃，脾为转输，以养五脏气，故五味出焉"。

⑨传导之官，变化出焉：张志聪："大肠居小肠之下，小肠之受盛者，赖以传道，变化糟粕而出。"

⑩受盛之官，化物出焉：张景岳："小肠居胃之下，受盛胃中水谷而分清浊。"

⑪作强之官，伎巧出焉：伎，通技，指技能。巧，精巧。唐容川："盖髓者，肾精所生，精足则髓足，髓在骨内，髓足则骨强，所以能作强，而才力过人也。精以生神，精足神强，自多伎巧，髓不足者力不强，精不足者智

不多。"

⑫决渎之官，水道出焉：张景岳："决，通也；渎，水道也。上焦不治，则水泛高原；中焦不治，则水留中脘；下焦不治，则水乱二便。三焦气治则脉络通而水道利，故曰决渎之官。"

⑬州都之官，津液藏焉，气化则能出矣：张景岳："膀胱位居最下，三焦水液所归，是同都会之地，故曰州都之官，津液藏焉……津液之入者为水，水之化者由气，有化有入，而后有出，是谓气化则能出矣。"

⑭不得相失：马蒔："凡此十二官者，上下相使彼此相济，不得相失也。"

【名家论述】

程士德："本篇主要论述了人体十二脏腑的生理功能，及其相互之间的联系，并着重指出人体的整体活动，是以心主神明为之主宰。这是祖国医学'藏象学说'的内容之一，也是祖国医学关于人体生理活动规律的基本观点。"（《素问注释汇粹》）

傅景华："中医学将一切生命活动的发生过程统称作'肾'，将一切生命活动的动力过程统称作'心'，将一切生命转换的过程统称作'肺'，将一切生命活动的调控过程统称作'肝'，将一切生命的演化过程统称作'脾'。可见中医学的'五脏'与西医学的神经、呼吸、消化、心

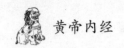

血管、内分泌、生殖、泌尿等系统根本不同，而又完全交叉。有者横观生命过程，后者纵观实体结构。作为人类认识的双翼，二者卓然自立，可以和谐互补、结合运用。"

【凡按】

"心者君主之官，神明出焉。"这里的"神明"是进行思维和统率全身生理机能的特殊功能，是全身的主宰。同一篇又说："凡此十二官者，不得相失也。故主明则下安，……主不明则十二官危，使道闭塞而不通，形乃大伤。"体内各器官，必须动作协调，不得相失，完成协调作用的就是心。《灵枢·邪客篇》说："心者，五脏六腑之大主也，精神之所舍也，其脏坚固，邪弗能容也，容之则心伤，心伤则神去，神去则死矣。"所谓"神去"就是"神机化灭"。《内经》从生理病理学的角度根本否定了灵魂不死的妄说。

但由于时代的局限，《内经》不知道大脑才是主导全身生理机能和产生精神活动的实质性器官，而把思维情志功能分属于五脏，这与实际情况不符。但它认为人体内有司控情志和思维活动的物质系统，这是正确的。临床实践证明，五脏与七情之间确实有一定的相应关系，是今天仍需要研究的课题。英、德、俄、日等国，15世纪以前同样也认为心脏是主理论思维活动的，如亚里士多德、柏拉图等都曾认为精神能力位于心脏，而脑不过是人体的一个冷却装置。《内经》中有关于"脑"的记载，但并没认识到脑与思维的联系。第一次提出脑具有思维作用的是明代李时珍，称"脑为元神之府"。其后，李梴论述了血肉之心与神明之心，将心主神明与主血脉的功能看作为二个组织器官的作用。清代王清任则直接提出了"灵机记性，不在心在脑"之说。可见中医对精神活动的产生部位是有一段逐渐深化的认识过程的。

3. 脏腑转化

【原文】

五脏者，藏精气而不泻也，故满而不能实[1]。六腑者，传化物而不藏，故实而不能满也。所以然者，水谷入口，则胃实而肠虚[2]；食下，则肠实而胃虚，故曰实而不满，满而不实也。（《素问·五脏别论》）

【注释】

[1]满而不能实：满，指精气盈满。实，指水谷充实。

[2]胃实而肠虚：姚止庵："食之所在为实，食之所不在为虚。"

【名家论述】

张景岳："五脏主藏精气，六腑主传化物。精气质清，藏而不泻，故但有充满而元所积实；水谷质浊，传化不藏，故虽有积实而不能充满。"（《类经·藏象类二十三》）

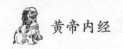
【原文】

胃满则肠虚，肠满则胃虚，更虚更满，故气得上下，五脏安定，血脉和利，精神乃居，故神者，水谷之精气也。（《灵枢·平人绝谷篇》）

【名家论述】

张景岳："盖胃中满则肠中虚，肠中满则胃中虚，有满有虚，则上下之气得以通达，五脏血脉得以和调，而精神乃生，故神为水谷之精气也。"（《类经·藏象类二十七》）

《全息医学论》："通过肠道进行物质流通，其功能变化主要有三种类型：1. 吸收功能亢进；2. 吸收功能减弱；3. 既有亢进，又有减弱，即功能紊乱。"按：此有别于"更实更虚，其气乃居"的生理状态。

【原文】

五脏者，所以藏精神血气魂魄者也。六腑者，所以化水谷而行津液者也。（《灵枢·本藏篇》）

【名家论述】

张志聪："精神魂魄，五脏之所藏也；水谷津液，六腑之所化也。是以气血神志和调。是五脏不受邪而形体得安。"（《灵枢集注》）

【原文】

肝藏血，血舍魂①，肝气虚则恐，实则怒。脾藏营，营舍意,脾气虚则四肢不用,五脏不安,实则腹胀经溲不利[2]。心藏脉,脉舍神,心气虚则悲,实则笑不休。肺藏气,气舍魄,肺气虚则鼻塞不利少气,实则喘喝,胸盈仰息[3]。肾藏精,精舍志,肾气虚则厥,实则胀,五脏不安。必审五脏之病形,以知其气之虚实,谨而调之也。(《灵枢·本神篇》)

【注释】

①血舍魂:舍,有住宿、寄居的意义。血舍魂,即魂的功能凭依于血。余藏同。

②经溲不利:经溲之经,《素问·调经论》王注引《针经》文均作"泾",泾,水道也,泾溲,指大小便也。《史记仓公传》索隐:"前溲指小便,后溲指大便。"

③喘喝,胸盈仰息:喝,形容气喘的声音。胸盈,胸中胀满,仰息,仰而呼吸。

【名家论述】

赵棣华:"肝有调节蓄藏血液的功能。与肝相关的精神意识中的魂,就依附于血。肝气虚,血不足,则魂失其舍,可表现出失魂落魄的恐惧状态,肝气盛,则血旺魂壮,就易发怒。脾有生化营血的功能,思维活动中的意,就寄附于营中,脾气虚,则营气不足,不仅思维呆钝,而且不能正常主宰四肢的活动。脾为后天之本,营养五脏,脾虚则五脏失养而不调和,脾气实,就出现四肢壅滞,腹

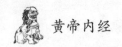

部发生胀满，而大小便不利。心主血脉，代表一切思想意识的神，是寄附于血脉为，所以有'心主神'之说。心气虚弱，就会产生悲伤的情绪；心之志为喜，心气实，就会大笑不休。肺主一身之气，魄是寄附于气之中。肺气虚，就可表现为没有气魄，缺乏魄力；肺开窍于鼻，肺气虚，容易遭受外邪；肺气实，气机壅滞胸膈，胀满喘急。肾主藏五脏六腑的精气，人的记忆力与精气有关。肾精充足则记忆力强；肾精虚衰，则记忆力减退。肾气虚，元阳不足，还会出现手足厥冷；肾的病邪有余，寒气盛，水湿内聚，便会发腹胀。"

【凡按】

本节推论了五脏虚实也可影响情志的变化，在用针药时必须观察病人的神态，以测知精神魂魄的存亡。特别是心主血液循环，脑为元神之府，与情志的关系更为密切。

4. 脏腑相合

【原文】

肺合大肠，大肠者，传道①之腑：心合小肠，小肠者，受盛之腑；肝合胆，胆者，中精之腑②；脾合胃，胃者，五谷③之腑；肾合膀胱，膀胱者，津液之腑也。少阴属肾，肾上连肺，故将两脏④。三焦者，中渎之腑也，水道出焉，属膀胱⑤，是孤之腑⑥也。是六腑之所与合者。(《灵枢·本输篇》)

【注释】

①传道：道，通导。马莳："凡小肠已化之物，从此传道而出也。"

②中精之腑：杨上善："胆不同肠胃受传糟粕，惟藏精液于中也。"

③五谷：通指各种食物。

④少阴属肾，肾上连肺，故将两脏：少阴，原误作"少阳"，依《太素》而改。足少阴经脉属肾而上膈络肺，其经气通行于肺肾两脏。《素问·水热穴论》："少阴者，冬脉也，故其本在肾，其末在肺。"

⑤属膀胱：属，连接之意。三焦之下输也于委阳，合并于太阳经脉，而联络膀胱。

⑥孤之腑：丹波元简："肺合大肠，心合小肠，肝合胆，脾合胃，肾合膀胱，而三焦唯属膀胱，无所配合，故谓孤之腑也。"

【凡按】

三焦一腑，好象四通八达的水网系统，有通调水道功用，下和膀胱联系，但它在这里无脏相配，所以名为孤独之腑，以上是说明六腑与五脏相合的关系。但在《灵枢·经脉篇》又说，心主手厥阴心包络之脉，与三焦手少阳之脉是相表里的，在这一意义上说，三焦是大腑，而不是孤腑。

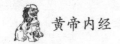

中医对人体生理认识的系统思想，突出地体现在藏象学说中。藏象学说认为，构成人体的各个组成部分，在结构上与时间、空间是不可分割的，在功能上是互相协调，互相制约的。五脏之间的联系，通过系统中脏腑相关，五个系统之间互相配合，完成一定的生理功能。如饮食的转化、输布和排泻，除靠脾胃的腐熟、消磨和转输作用外，还须依赖肝气的疏汇，肾气的温煦，肺气的宣散，心脉的载运，以及小肠的泌别清浊和大肠的传导，膀胱之气化等。这种互助协调，互相制约的关系，表现了中医五脏一体的系统观念。

5. 上关七窍

【原文】

肺气通于鼻，肺和则鼻能知臭香矣；心气通于舌，心和则舌能知五味矣；肝气通于目，肝和则目能辨五色矣；脾气通于口，脾和则口能知五谷矣；肾气通于耳，肾和则耳能闻五音矣。五脏不和则七窍不通，六腑不和则召结为痈。（《灵枢·脉度篇》）

【名家论述】

张景岳："《阴阳应象大论》曰：肺在窍为鼻，心在窍为舌，肝在窍为目，脾在窍为口，肾在窍为耳。故其气各有所通，亦各有所用，然必五脏气和而后各称其职，否则脏有所病则窍有所应矣。"

李东垣："视听明而清凉，香臭辨而温暖，此内受天之气而利九窍者也。"按：证明人的内外环境是密切相关的。

【原文】

五脏六腑之精气，皆上注于目而为之精①。精之窠为眼②，骨之精为瞳子③，筋之精为黑眼④，血之精为络⑤，其窠气之精为白眼⑥，肌肉之精为约束⑦。裹撷⑧筋骨血气之精而与脉并为系，上属于脑，后出于项中。(《灵枢·大惑论》)

【注释】

①上注于目而为之精：张景岳："为之精，为精明之用也。"杨上善："五脏六腑精液，及脏腑之气清者上升注目，以为目之精也。"

②精之窠为眼：脏腑精气结聚于眼窠便于眼睛。张景岳："窠者，窝穴之谓。眼者，目之总称。五脏六腑之精气皆上注于目，故眼为精之窠而五色具焉。"

③骨之精为瞳子：骨，借代肾。张景岳："骨之精，主于肾，肾属水，其色玄，故瞳子内明，而色正黑。"

④筋之精为黑眼：筋，借代肝。张景岳："筋之精，主于肝，肝色青，故其色浅于瞳子。"

⑤血之精为络：血，借代心，指目眦内血络。张景岳："络，脉络也。血脉之精主于心，心色赤，故眦络之

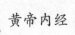

色皆赤。"

⑥其窠气之精为白眼：《甲乙经》无"其窠"二字。气，借代肺。张景岳："气之精主于肺，肺属金，故为白眼"。

⑦肌肉之精为约束：肌肉，借代脾。张景岳："约束，眼胞也，能开能合，为肌肉之表，主于脾也。"

⑧裹撷：撷音洁，包裹之意。张景岳："脾属土，所以藏物。故裹撷筋骨血气四脏之精，而并为目系。"

【名家论述】

裘沛然："眼睛与五脏六腑的功能密切相关。眼睛的视觉功能由脏腑的精气通过经脉灌注于目而产生。具体而言，肺之精与白睛，肾之精与瞳子，肝之精与黑眼，心之精与内外眦、血络，脾之精与上下眼胞相联系。因此，内脏的病变可以在眼睛上反映出来，观察眼睛的局部变化，亦可了解相应的内脏情况。"按：后世医家根据这一理论发展为"五轮学说"，成为眼科辨证论治的纲领和虹膜诊断法。

【凡按】

"五脏六腑之精华皆上注于目而为之精"。治眼病，不能只察局部不察整体，只见树木不见森林也。"滋苗者必溉其根，伐下者必枯其上。"应注意整体调节。

6. 四海之输

【原文】

人有髓海，有血海，有气海，有水谷之海，凡此四者，以应四海也。……胃者水谷之海①，其输②上在气街③，下至三里④。冲脉者为十二经之海⑤，其输上在于大杼⑥，下出于巨虚之上下廉⑦。膻中者为气之海，其输上在于柱骨之上下⑧，前在于人迎⑨。脑为髓之海，其输上在于其盖⑩，下在风府⑪。（《灵枢·海论》）

【注释】

①水谷之海：张景岳："水谷入口，藏于胃，以养五脏气，故五脏六腑之气味皆出于胃，而胃为水谷之海也。"

②其输：输通腧、俞。指气血流注的俞穴。

③气街：即气冲穴，属足阳明胃经，在任脉曲骨穴旁开二寸。

④三里：指足三里穴。属足阳明胃经。

⑤十二经之海：即血海。马莳："冲脉为十二经之血海。"

⑥大杼：即大杼穴。属足太阳膀胱经，在第一胸椎下旁开三寸。

⑦巨虚之上下廉：指足阳明胃经之上巨虚（膝下六寸）和下巨虚（膝下九寸）。

⑧柱骨之上下廉：指督脉经之哑门穴与大椎穴。柱

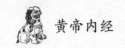

骨，即颈椎骨。

⑨人迎：属足阳明胃经，颈部喉结旁开 1.5 寸，胸锁乳突肌前缘处。

⑩盖：张志聪："盖，谓督脉之百会，督脉应天道之环转复盖，故曰盖"。

⑪风府：属督脉，后正中线发际上 1 寸，当枕骨粗隆下凹陷处。

【名家论述】

陈璧琉："海是百川汇聚之处，凡有汇合的现象，一般常以海来比喻，例如人们群集称为人海等。"

郭霭春："人身四海为精神气血的来源，它的循行和输注有一定规律，它的有余和不足，也一定会出现一些病候，从而提出了调治针刺原则。"

【原文】

气海有余①者，气满胸中，急息②面赤；气海不足，则气少不足以言。血海有余，则常想其身大，怫然不知其所病；血海不足，则常想其身小，狭然不知其所病。水谷之海有余，则腹满③；水谷之海不足，则饥不受谷食。髓海有余，则轻劲多力，自过其度；④髓海不足，则脑转耳鸣，胫痠眩冒，目无所见，懈怠安卧。黄帝曰：余已闻逆顺，调之奈何？岐伯曰：审守其输⑤而调其虚实，无犯其害⑥，顺者得复，逆者必败。（灵枢·海论》)

【注释】

①气海有余：马莳："有余者，邪气有余而实也。不足者，正气不足而虚也。"下文各海之有余、不足皆仿此。

②急息：喘息气急。

③腹满：《甲乙》"腹"下有"胀"字，《太素》"满"下有"胀"字。

④自过其度：超过一般人的正常兴奋。

⑤审守其输：意即审察和掌握"四海"所流布部位的输穴。

⑥无犯其害：意谓不要犯实实虚虚的错误。

【名家论述】

赵棣华："上述人体中的四海，脑比喻为髓海，胃比喻为水谷之海，均有解剖学依据的支持。"

俞慎初："特别是脑的功用，19世纪傅路伦试验野鸽的脑，远放飞回，不迷故路。这说明，鸟类的大脑有特殊的学习记忆能力。清代医学家王清任也发表了他的'灵机记忆不在心而在脑'的学说，更证实了《内经》所说的脑的功用。"（《俞慎初论医集》）

任继学："夫脑者一身之宗，百神之会。因此，神统五脏精华之血，六腑清阳之气，皆上奉于脑，温养诸窍，而生精神，感觉意识、思维、记忆运动以及喜、怒、忧、思、悲、恐、惊、哀、乐、160亿个脑神经细胞，从而形成人体的中枢器官——脑髓。"(《中国名老中医药专家学术经验集》）按：揆之现代脑之生理功用无不吻合。但脑不是孤立的，它与生髓之源在肾，供血之源在心是分不开的。

【凡按】

自然界的经水，有东、西、南、北四海为之调节。古人用取象比类的方法，藉以推论人体十二经脉中营卫气血的生成和运行，同样有四海作为汇聚之所。人体之四海是营卫气血与精神的源泉，而气、血、精神是维持生命活动的"至宝"，四海的生理作用无时不影响着五脏六腑、十二经脉的功能。所以《内经》告诉人们，在养生方面，宜慎重调摄四海，就能健壮，不致起病，否则易病易衰。在治疗方面，应掌握四海的循行和输注规律，达到"顺者得复"，避免"逆者必败"。也正如《素问·真邪离合论》说："天地温和，则经水安静；天寒地冻，则经水凝泣；天暑地热，则经水沸溢；卒风暴起，则经水波涌而陇起。"这是告诉人们，风、寒、热、湿、燥、火六淫邪气侵袭人体经脉所引的后果，与其在自然界作用到江河时造成的影响是相近的。二者是可以类比的。